実践入門

思春期の心理療法

こころの発達を促すために

細澤 仁
Hosozawa Jin

岩崎学術出版社

目次

序章　はじめに

前著『実践入門 解離の心理療法――初回面接からフォローアップまで』（岩崎学術出版社、二〇一二）は幸いにも好評だったようです。そして、この度、前著の雰囲気を踏襲した思春期の患者・クライアント（以下、煩雑を避けるために、便宜上、患者と記述します）に対する心理療法の実践的入門書を出版する企画が持ち上がりました。思春期の心理療法に関する本は、精神分析的アプローチも含めて、一昔前には盛んに出版されていました。最近は発達障害に対する関心の高まりもあって、子どものセラピーに関する本の出版は花盛りであり、一方で、大人の精神分析的心理療法に関する本もそれなりの点数が刊行されています。それにもかかわらず、その狭間で思春期の心理療法に関する本があまり著されていないようです。しかし、思春期の患者が減っているわけでもなく、いじめ、自殺、ひきこもりなどが社会問題化していることもあり、心理臨床家が思春期の患者に心理療法を提供する機会はむしろ増えていると思われます。

このような状況を斟酌し、思春期患者の心理療法のガイドブックを出版することは有益であろうと考え、本書の執筆に着手することにしました。

本書の対象として想定されている読者は、思春期の患者にセラピーを提供する立場にある、経験が浅い臨床心理士および精神科医（以下、煩雑を避けるために、便宜上、セラピストと記述します）です。また、思春期の患者とかかわる機会を持つ、医療・福祉・教育分野において対人援助サービスに携わる方々にも何らかのヒントになるかもしれません。特に、教師など教育関係の方々には、学校現場で生徒を理解し、心理的援助を行う際に有用となる内容も含まれていると思います。

思春期は、子どもと大人の間です。思春期の若者には、子どもの部分もありますし、大人の部分もあります。また、思春期は子どもでもなく、大人でもないという固有の部分もあります。思春期というのは移行の時期であり、移ろいやすく、捉え難いものです。このような事情もあり、思春期の心理療法には、子どものセラピーや大人の心理療法と異なる固有の難しさがあります。初心のセラピストは、思春期の患者のセラピーに乗り出すと、さっそくさまざまな困難の洗礼を受けることになります。本書の中で、そのような困難をいかに味わい、心理療法的に扱っていくかということを記述したいと思います。

前著でも書きましたが、私は教科書的な本を書く柄ではありません。また、そのような本はすでに多数存在していると思います。そこで、この本では、前著同様に、思春期の患者の心理療法に関する私の実践のエッセンスを描写することにしました。また、教科書的ではなく、実践的にという基本姿勢から、疾患別の体系だった記述をせずに、セラピーにおけるそれぞれの時期に生起するプロセスや諸問題に焦点を当てて説明をしたいと思います。思春期の患者と言いましても、さまざまな精神疾患、臨床的問題を有しています。たいていの思春期のセラピーに関する本は疾患や問題別に病理や治療論が記述されているようです。そのような知識や理解も確かに大切ですが、先ほども言いましたように、そのような本はすでに多数存在していますので、そちらにお任せしたいと思います。本書の狙いは別のところにあります。本書において、私は、何らかの疾患や問題への対処という観点ではなく、そのような困難を抱えた思春期の患者という個人を相手にしたセラピーという観点から記述し説明したいと思います。このような治療論を取るにはいくつかの理由があります。

ひとつは、私の専門が精神分析であることと関係しています。精神分析は、精神疾患や臨床的問題そのものを対象とするのではなく、それらを有する人間のこころのあり方に注目する臨床理論です。ふたりの人が同じ症状や問題を呈していても、そのふたりのこころのあり方はまったく異なります。本書で描写するセラピーは、目の前にいる人のこころのあり方を取り扱う臨床的営為である精神分析を基盤にしています。精神分析は、セラピストと患者の出会いから別れまでの間に生起する出来事とプロセスを十分に体験し、味わい、その意味について想いをめぐらせる営みです。それゆえ、精神疾患や臨床的問題そのものよりも、個人と個人のユニークな関係の中に表れる事象を大切にするわけです。

もうひとつは、思春期の患者の症状や問題は、大人と比較して定型的ではない場合が多く、また移ろいやすいという事情と関係しています。思春期の特徴や思春期心性が症状や問題を複雑にします。思春期患者の場合、診断の確定が難しいという事態も同じ事情から生じています。それゆえ、思春期のセラピーの目的は、症状の軽減や問題行動の消失とするよりも、まずは思春期の若者の成長を援助することとした方がよいと思います。つまり、思春期のセラピーにおいては、患者の中の心理的問題や表面に表れた症状・問題行動が変容することを目指すのではなく、患者のこころ自体が成熟していくことを助けるという発想が望ましいということです。思春期は成長の一段階です。少々の紆余曲折はあっても、多くの若者は周囲の影響や援助を受けながら自分なりに成長していきます。心理療法もその周囲の援助のひとつとして位置づけられるべきでしょう。思春期の若者が成長すれば、症状や問題もよりシンプルになり、扱いやすくなりますし、場合によっては、症状の軽減や問題の消失が認められることもあります。

精神疾患や臨床的問題別に記述をせず、思春期のこころのあり方に注目し、セラピーにおけるそれぞれの時期に生起するプロセスや諸問題とその対処について説明すると書きましたが、この本はシングル・ケース・スタディではありませんので、ある程度包括的、抽象的な説明になることを避けることができません。できる限り、臨床ビネットを利用し、抽象的になり過ぎないように心がけてはいますが、限界もあります。そのため、本書の内容をそのまま実行しても、思春期の患者のセラピーはうまくいかないでしょう。そもそも、心理療法はその人らしさが出ているものがもっとも患者の役に立つものだと私は考えています。それゆえ、読者のみなさんには、この本に書いてあることをひとつのヒントとして、自分なりの、そして、自分らしい心理療法を実践していただきたいと思います。

第一部　思春期の心理療法に臨む前に

第一章　私の思春期臨床に影響を与えたいくつかのケース

まずは、私自身の思春期患者との心理療法の経験について少し述べ、読者のこころを喚起したいと思います。

1　最初のケース

私が思春期患者に心理療法を行った最初のケースです。

当時の私は、研修が終了し、自らの責任で患者の診療を行い、また、構造化された心理療法を行うようになったばかりでした。患者は解離性同一性障害を持つ女子高校生でした。しかし、周囲が最も問題としたのは彼女のつく嘘でした。彼女は、級友にすぐにばれる嘘をついていました。たとえば、自分は重篤な心臓の病で余命三カ月であるなどです。両親は、そのような嘘が積み重なることにより、彼女がクラスで孤立し、居場所を失うことを心配していました。また、このころ高校において、彼女はヒステリー性の意識消失を頻繁に起こすようになりました。日常生活における健忘も著明に認められました。それに伴い、日記に本人が記載した記憶がない内容が書かれているなど、交代人格の存在が疑われるエピソードも生じるようになりました。このような状況の中、彼女は両親に連れられ、私の外来を受診するに至りました。セラピー開始後に交代人格が面接室の中に登場することがあり、解離性同一性障害の診断が確定しました。

初回面接時の彼女は、周囲にあまり興味がなく、超然とした雰囲気であることが印象的でした。面接に抵抗感はないようでしたが、自身の症状などには関心がなく、特別困ったこともないと言っていました。私は、主に両親から病歴を聴取し、彼女には、とりあえずアセスメント面接を数回行うことを提案しました。彼女は拒否しませんでした。二回ほどアセスメント面接を行いましたが、彼女自身は嘘については何も語りませんでした。ただ、健忘と意識消失については いくらか語りました。しかし、その誘因について特に思い当たるふしはないとのことでした。また、彼女を取り巻く環境についても特にストレスを感じていないと語りました。彼女は心理療法への動機づけをことばにしませんでしたが、私は彼女が心理療法を求めていると直観しました。そこで、私は彼女に、特に困っていることはないようだが、健忘と意識消失があるので、心理療法を行い、そのことについて考えた方がよいだろうと伝えました。彼女は、積極的にという感じでもなく、そうだからと言って不承不承というわけでもなく、私の提案を淡々と受け入れました。設定は週二回四五分の対面法としました。

彼女は、ややや せ気味であり、理知的で美しい顔立ちをしていました。自ら積極的に連想するという態度ではありませんが、日常生活やそれにまつわる思いをなめらかに語りました。当時、私はまだ臨床の営みとしての精神分析と出会っていませんでした。私の心理療法のベースは中井久夫先生の流儀、つまり、患者の害となることをせず、患者に生き生きとした関心を向けるというものでした。

心理療法が開始された当初の彼女の語りは淡々としたものでした。回数を重ねると、徐々に彼女は面接の場でリラックスした雰囲気となり、語り口調も連想内容も生き生きとしたものになっていきました。それに伴い、高校における嘘や意識消失は減少しました。しかし、面接の後、彼女は帰りの道すがら意識消失を起こし、救急車にて病院に連れ戻されるということが頻繁に生じるようになりました。私は、意識を失っている状態で運ばれてくる彼女を外来のベッドに寝かせ、傍らでなす術もなく彼女を見守っていました。そうこうしている間に、そのようなことも徐々になくなっていきました。彼女の雰囲気は、以前と異なり年齢相応のはつらつとした女子高生風となっていきました。あるとき、彼女は修学旅行に行きました。帰った後の面接で、修学旅行で楽しい体験をしたことが生き生きと語られました。そして、彼女は、私に修学旅行のお土産を渡しました。私はお礼を言って受け取りました。それから、数回ほどして彼女は面接に来なくなりました。私は、急な中断にこころ動かされましたが、特に両親からも連絡がないということもあり、そのままにしておきました。私は、彼女が自分の人生において心理療法よりも大切なことがあることに気がついたのだろうと考え、それはそれでよいのではないかと思いました。

今となっては赤面物のケースです。私がしたことは、余計な介入をせず、彼女に生き生きとした関心を向けることだけでした。今の時点からこのケースを眺めれば、セラピーの中で生起した出来事やプロセスを精神分析的に理解することは容易です。たいていの精神分析臨床家からは、おそらくダメ出しされることでしょう。実のところ、このケースは、私が初めて心理療法を行った思春期ケースというだけではなく、私が初めて精神分析の研究会で提示したケースでもあります。その際、当時はまだ若かった精神分析臨床家（現在は精神分析の権威として知られる大物精神分析家）から酷評されたのでした。その精神分析臨床家には、「転移を理解していない」「逆転移について考えていない」「心理療法プロセスは十分に進展していない」など散々なことを言われ、当時の私は傷つきました。

私は、この事例検討会の内容をその後よくよく吟味してみました。今の私は、その精神分析臨床家がコメントした内容は精神分析的心理療法の観点からは正しいと思っています。しかし、このケースは思春期患者の心理療法としては、良いとまでは言えないものの、それほど悪いものだとも私には思えません。

この事例は私がはじめて心理療法を行った思春期患者のケースであるとともに、精神分析的心理療法と思春期というテーマについて私が考えるきっかけとなったケースでもあります。そして、私はまずは精神分析を深く知るために、精神分析的心理療法の実践を積みつつ、精神分析のトレーニングを受けることにしました。

2　ある病院で思春期女子の心理療法を同時に三ケース行った経験

精神分析のトレーニングを受けるようになったばかりのころ、私は同時に十代半ばの女子三人の心理療法を行う機会を得ました。

ひとりは境界性パーソナリティを有する女子高校生で、治療の内外で行動化の限りを尽くしていました。彼女の病理は相当に重篤であり、入院がたびたび必要となりました。また、彼女の行動化は非常に激しく、破壊的であったため、私のところにたどり着くまでにいくつかの精神科病院に入院歴がありましたが、そのすべての病院で出入り禁止となっていました。彼女には、入院においては週三回三〇分、外来では週二回四五分の設定で心理療法を提供していました。このケースに関しては、第九章で詳しく記述します。

もうひとりは解離性同一性障害の思春期女子で、行動化はそれなりでしたが、それよりも断片化された対象関係が治療の内外で再演されることが問題となりました。再演は現実的影響力を持ち、相当なマネージメントを要しました。彼女には、入院では週三回四五分、外来では週二回四五分の設定で心理療法を提供していました。

最後のひとりはスキゾイド・パーソナリティを有する女子高校生で、ほとんどすべてのセッションが沈黙で埋め尽くされました。まだ初心のセラピストであった私は、沈黙をいかに取り扱うかということに苦慮しました。彼女には、外来で週一回四五分の設定で心理療法を提供していました。このケースに関しては、第六章で詳しく記述します。

私は同時に三つの困難な思春期ケースを持ち、それぞれに精神分析的心理療法を提供しました。その中で、思春期と精神分析的心理療法をめぐりさまざまな想いや考えが浮かんできました。確かにそれぞれの困難性の一部は疾患特有のものでした。すなわち、大人のケースでも同様の困難が生じたと思われます。しかし、当時の私は境界性パーソナリティ、解離性同一性障害、スキゾイドパーソナリティを持つ成人のケースもそれぞれ複数持っていました（今思うと、当時は若かったなと思います。今の私では無理ですね。本書の対象と想定されている初心のセラピストは、自分の限界まで心理療法を行って欲しいと思います。自分の頭で考えるためには、実践経験がどうしても必要です）。私は成人のケースと思春期のケースを比べ、疾患に特有な困難さを感じつつも、思春期固有の困難さもあると考えました。そして、その困難さゆえに、スタンダードな精神分析的心理療法を実践することは不可能とまでは言えないものの相当に難しく、通常の精神分析的技法以外の臨床行為であるマネージメントの導入は必須であると考えるに至りました。ところで、マネージメントは精神分析的心理療法を維持するためのものであり、心理療法にとって本質的なものではないとする立場からは、パラメーターと呼ばれています。精神分析的心理療法において、患者は主としてことばを用いて連想し素材を持ち込みます。それに対して、セラピストはことばを用いて解釈します。精神分析臨床家の仕事は解釈を行うことであり、その他の介入としてはことばによる直面化と明確化が許容されているぐらいです。いずれにせよ、精神分析的臨床においては、セラピストの介入はことばを用いて行われるべきとの考えが主流です。この考えに立てば、マネージメントは、セラピストの行為なので、精神分析的技法とは言えないということになります。ただし、マネージメントを行わなければ精神分析的心理療法を維持できない局面もあります。要するに、マネージメントは精神分析的心理療法を維持するための補助的技法（パラメーター）としてのみ許容されることになります。

私は、実践を積みつつ、考えを深めていくうちに、マネージメントは思春期の精神分析的心理療法における必要悪としてのパラメーターではなく、それ自体に心理療法的価値があると考えるようになりました。この点については、第五章で詳しく説明したいと思います。思春期であれ、大人であれ、子どもであれ、それぞれの精神分析的心理療法は本質を同じくするものでしょうが、それぞれが属するライフサイクルと発達課題が異なる以上は、相異なる要素を有することは自然なことだと思います。このように私なりの思春期患者の精神分析的心理療法論が形成されていきました。もちろん、私の考えはいまだ決定的なものではなく暫定的なものです。新たな臨床経験に触れることにより、それは常に更新されていきます。そもそも人のこころを扱う治療論には決定的なものなどあり得ないでしょう。それぞれの臨床家は、不断に考え続け、自分なりの治療論を形成し、臨床経験に基づき一部棄却し、ときに全面的に改定していくのです。本書は、私なりの思春期患者の精神分析的心理療法論の暫定報告です。

本書は、私が思春期患者の心理療法を実践しつつ考えてきたことを、読者のみなさんに伝えることを目的としています。本書はガイドブックではありますが、ハウツー本ではありません。旅行のガイドブックのように、読者のみなさんに有用な部分もありますが、不要な部分や、場合によっては間違っている部分もあるかもしれません。読者のみなさんはこのガイドブックを手に、臨床実践に臨み、自分の頭で考えて、このガイドブックを改定してもらいたいと思います。そしてその人なりの、その人らしいガイドブックが完成するとき、本書の使命は果たされることになります。

第二章　思春期と精神分析的心理療法

この章では、思春期の患者に提供する上で、精神分析的心理療法について知っておくべき最小限の知識を説明したいと思います。

精神分析の理論は相当に難しく、また臨床実践における作法（技法とも言う）はとても厳格です。事例検討会やスーパーヴィジョンの中で、ケースを提示する際、提示した心理臨床家が叱られることが多々あります。もっとも、コメントするスーパーヴァイザーにはそのような意図はないようですが、受け取る初心のセラピスト側からすればそうとしか受け取れません。特に、精神分析臨床における特権的技法は（転移）解釈であるということもあり、解釈以外の介入をすると、スーパーヴァイザーや事例検討会の参加者から鬼の首でも取ったかのように、「なぜ解釈しないの？」とか「解釈をしなかったのは、どういう逆転移から？」とか質問の体裁を取った非難が浴びせられます。もちろん、これは被害的な見方です。後に述べますが、（正統的）精神分析が解釈を特権視するには至極もっともな理由がありますし，逆転移を通して転移のあり方を理解するのが精神分析の常道である以上，事例検討会やスーパーヴィジョンで逆転移を議論するのは当然のことです。しかし，初心のセラピストが，作法が厳格過ぎるのではないかという印象を持ち，精神分析的心理療法にとっつきにくさを感じるのは仕方のないところでしょう。というより，とっつきにくさや作法の厳格さに不自然さをまったく感じない人がいるとすれば，その人はむしろ心理臨床家に向かないと私は思います。実際に，精神分析的オリエンテーションに基づく事例検討会で事例を提示し，大きな傷つきを体験したために，精神分析臨床から離れていったセラピストも少なからずいます。その人は正しい選択をしたのかもしれません。

私は偶然，臨床実践としての精神分析と出会い，精神分析のトレーニングを受けましたが，当初は精神分析の小難しい理論や厳格な作法に相当の不自然さを感じていました。トレーニングを積んでいく過程で，それが精神分析の価値と思うようになりました。不自然であるがゆえに精神分析的に素材を扱うことが可能となると考えたのでした。しかし，実践し続けてきた中で，今現在，私は不自然さそれ自体が悪いことであるとまでは思いませんが，小難しい理論や厳格な作法が臨床的ではない局面も多々あると考えるようになりました。私は精神分析の理論をおおむね信じていません。私は自分の経験したものしか信じない性質なので，精神分析のスタンダードな理論（ドグマ）でも，私の経験と一致しないものには価値を見出すことができません。また，患者，心理療法プロセス，心理療法の素材に理論を当てはめて理解する行為はまったく臨床的ではないと思っています。心理臨床は自分の頭で考えてするものです。その際に、理論を参照することは有用かもしれませんが、理論を当てはめてしまうことは理論の誤用です。心理療法プロセスは、他の誰でもないセラピストという個人と患者という個人の間で起こる一連の出来事です。その関係性に備わる濃密さは、他の対人関係では家族、親友、恋人ぐらいでしか味わうことができない類いのものです。たとえば、恋愛関係を考えてみましょう。ある人とある人が恋をして交際したとして、そのふたりの間で起こる出来事やその経過は他の人と交際した場合と本質的に異なるものとなるでしょう。誰と交際してもいつも同じプロセスを辿るとしたら、それは病気です。それぞれの関係性に恋愛というラベルを張ることはできますが、そのようなラベルを張り付けたとしても、個別の恋愛の本質を理解することはできません。心理療法も同じです。

また、技法の厳格さも、理論を臨床に当てはめることと同種の危険性、つまり、セラピストが自分の頭で考えることをしなくなるという危険性を有しています。精神分析的心理療法においてセラピストがすべきことは解釈だけであるとしてしまうと、もうそこには考える余地がまったくありません。セラピストは自分の頭で考えることをせず、素材の意味を把握したと思い込んだら、それを解釈すればいいだけです。そのような画一的な対応で、個人と個人のユニークな関係性とプロセスを扱うことができるのでしょうか？

精神分析の小難しい理論と厳格な作法が臨床的でない場合があることについて説明してきましたが、精神分析の臨床概念には有用なものがあります。自分の頭で考えると言っても、何らかのツールなしでは私たちは臨床素材を理解することができません。極端なことを言えば、何らかの枠組みがなければ、臨床的事実を体験することさえできないでしょう。

本書の対象者は、初心のセラピストです。初心のセラピストにとって、精神分析の小難しい理論はそれほど関心がある事柄ではないでしょう。重要なのはそれをいかに自らの臨床に活かすかということだと思います。また、厳格な作法も初心のセラピストを委縮させるだけで、むしろ心理療法プロセスの進展を阻害してしまうかもしれません。

そこで、この章では、知っておくと役に立つ精神分析の臨床概念を、特に思春期患者の心理療法という観点から説明したいと思います。とりあげる臨床概念は、転移、逆転移、投影同一化の三つです。また、解釈をはじめとする技法の問題に関しても触れたいと思います。

1　そもそも思春期とは

思春期とはどのような時期なのでしょう？　いろいろな定義や見方がありますが、そこを厳密に考えることは、理論を構築する際には重要ですが、臨床を実践する上ではさほど有用ではありません。ここでは思春期についていくつかの具体的イメージを共有することができれば十分です。思春期は心理的な概念でもありますが、それより身体的な概念としての意義を持っています。思春期を特徴づけるのは、まずは第二次性徴でしょう。男子の場合は、陰毛や髭が生え、射精を経験することになります。女子の場合は、初経がまず一大イベントであり、乳房も膨らみ、陰毛も生えてきます。そして、男女とも性衝動が高まります。思春期は、何よりもまず身体的変化という生物学的衝撃が一義的であり、その事柄が心理にも影響を与えることになります。

アンビバレンスと流動性

思春期に、人は自意識の高まりと共に、同世代や異性への関心を抱くようになります。この時期は、古くから疾風怒濤の時代などとも呼ばれ、思春期の若者は、多かれ少なかれこころの揺れとアンビバレンスを体験します。思春期の若者は、興奮しやすいかと思うと、一方でひどく不活発であることもあります。自信過剰になったかと思うと、極端な自己卑下をしたりします。唖然とするほど自己中心的であるかと思えば、驚くほど利他的であったりもします。対人関係においても、全般的に過敏である一方、ひどく鈍感な部分も持っています。時代にもよりますが、政治的には過激と言ってもよいほど、保守的であったり、革新的であったりします。両親や大人との関係は、第二次反抗期ということもあり、おおむね対立的ですが、ときに葛藤的です。

思春期の若者は、大人の部分も持っていますし、子どもの部分も持っています。大人でもあり子どもでもあると言ってもよいでしょう。しかし、これは大人でもなく、子どもでもないということも同時に意味しています。ここに思春期患者のセラピーを難しくする理由の一端があります。大人の精神分析と子どもの精神分析は、そのスタイルがほぼ確立されています。大人の場合は言語による自由連想を行いますし、子どもの場合は通常、遊びによるプレイセラピーを行います。思春期の患者は、大人でも子どもでもあると考えると、セラピーの中で、一方で大人として扱う必要がありますし、一方で子どもとして扱う必要があります。思春期の患者にプレイセラピーをする場合もあるとは思いますが、言語的アプローチを取る場合も多いでしょう。しかし、思春期の患者に大人と同じセラピーを提供しても、なかなかスムーズにいきません。思春期の若者のこころのあり様は子どもや大人のようにある程度安定したものではありません。思春期は子どもから大人への移行期であり、そのため、思春期の若者のこころは大人と子どもの間を行きつ戻りつします。その流動性が思春期の本質と考えてよさそうです。そのため、子どものセラピーや大人のセラピーをそのまま適応することができないのですが、だからと言って、思春期特有のセラピーを創り出すこともまた困難です。思春期のセラピーは、主として言語によるものとなりますが、大人のセラピーのように、患者が連想し、セラピストは解釈するだけではいかんともしがたい場合が多いと言えます。そのため多くのマネージメントの導入が必要となります。また、セラピーにおいて、相互的交流という成分が大人以上に必要不可欠となります。思春期のセラピーは、大人や子どものセラピーよりも一層フォーマルなセラピーの実践が困難です。つまり、セラピストに柔軟性が要請されます。思春期のセラピーにおいては、柔軟性が必要とされるのですが、それは必要悪というより、それこそが心理療法的因子として作用するという性質を持っています。このことについては後ほど説明します。

2　思春期と転移

精神分析的心理療法の本質は転移を扱うということです。転移については難しい理屈がたくさんありますが、臨床的には次のように考えれば十分でしょう。転移は、セラピストと患者の間で生起している出来事であり、そこには患者のセラピストへの感情や当事者ふたりの関係性が含まれます。そして、その出来事のある部分は患者のこころの中にある無意識的な何かを反映しています。患者の無意識的なこころの一部が、セラピストと患者の間で現実化することを転移と呼ぶことにしましょう。その現実化された状況を転移状況と呼びます。

不登校を主訴に両親によって連れられてきた男子高校生を取り上げてみましょう。

彼は家庭において、ほぼ部屋に閉じこもり、家族と交流を持っていませんでした。面接室に入ってきた彼は、この状況にも私に対しても無関心なようで、ただ黙って椅子に腰かけていました。両親や私が話しかけても、まったく何の反応も返ってきませんでした。彼が面接室の中でどのような情緒を体験していたのかについてはわかりません。ただ、彼はある関係性をセラピー関係の中に持ち込んでいました。彼は、家庭の中では家族からひきこもっていました。そして、面接室の中でも彼は私との関係からひきこもっていました。面接室の中である転移状況が現実化されました。それは、家庭の中で生じている事態と共通する成分を有しています。この時点では、まだ、その成分の本質まではわかりませんが、面接室の中で生起している出来事は彼の中の無意識的な何かを反映していると考えてよさそうです。

精神分析的心理療法は、転移を扱うことによって、患者の無意識的なこころの一部を心理療法的に扱います。精神分析的心理療法の技法は、セラピストと患者の間で起きている出来事、関係、感情を理解し、心理療法的に扱うためのものです。その技法は転移解釈と呼ばれています。

転移の理解の実際ということに関しては、患者が大人でも、思春期の若者でも、子どもでも、それほど変わらないでしょう。問題は、思春期の転移は、大人や子どもよりも、移ろいやすいということです。こころの最も深い部分に由来する転移状況は、比較的安定しているでしょうが、こころの表面に近い部分に由来する転移状況は移ろいやすく、はかないものである場合もあります。深い部分に由来する転移状況を扱えばいいのですが、理論を当てはめない限り、こころの深層にあるものをすぐさま理解することは容易ではありません。もし、早い時期に、セラピストが深い部分に由来する転移状況を理解することができたと考えたとしたら、それはかなりの確率でセラピストの投影です。もちろん、理論の眼鏡をかければ、深い部分に由来する転移状況を創作することは簡単です。しかし、移ろいやすい転移状況に翻弄されながら、自分の頭で考えて、深い部分に由来する転移状況を理解することは相当に困難です。

転移状況に身を任せる

このような困難な状況を目の前にして、どうしたらよいというのでしょう？　答えはシンプルです。セラピストは、まず、その移ろいやすい転移状況にその身を投じればいいのです。それは確かに表面に近い部分に由来する転移状況かもしれませんが、その移ろいやすさが思春期のこころのあり方の真実でもあるのです。私たちがそのような転移状況に身を任せることで、私たちは患者のこころのあり方を体験することになります。転移状況に参入することによりセラピストは仕事をすることができます。こう言ったからといって、みなさんに動かされたり、巻き込まれたりすることを勧めているわけではありません。しかし、動かされたり、巻き込まれたりすることを回避する姿勢を取るとしたら、それはまったく反治療的です。セラピーに対してそれほど破壊的にならない程度に、動かされ、巻き込まれることは思春期のセラピーでは必要な事柄です。ここにある程度キャリアを積み、それ相当に年を重ねたセラピストが思春期のセラピーにあまり向かない理由があります。中堅以上のセラピストは、もはや患者にそれほど動かされたり、巻き込まれたりしません。この思春期のセラピーの必要悪を意識せずとも実践してしまう若い臨床家こそが、思春期のセラピーの担い手なのです。

さて、しばらく転移状況に身を任せていると、深い部分や表面に近い部分に由来する転移状況が徐々に見えてきます。転移状況を理解した後に、どのように扱うかは、解釈の項のところで述べたいと思います。

3　思春期と逆転移

逆転移とは、セラピストが体験する転移です。これにはふたつの意味があります。ひとつは、患者の転移への反応としての逆転移です。これはセラピーに有用な逆転移です。この場合、セラピストは自らの逆転移を患者の転移を理解する参照軸とすることができます。

患者の転移は無意識的なものであると先ほど述べました。無意識的なものに気がつくことは、たとえ心理臨床家でも相当に困難です。もちろん、ときに転移状況らしきものが見え見えの場合もありますが、そのようなものには本質的な意味はありません。すぐには触知できないもの、あるいは、何となくは感じるけど明瞭には理解できないものが大切です。思春期の患者とのセラピーにおいて生起する転移状況は移ろいやすく、捉え難いものである上に、そもそも転移はひそやかに発展することが多いのです。思春期の患者の転移を理解することは、大人の転移を理解するよりも難しいと言えます。

先ほども述べましたが、転移に気がつくきっかけは逆転移です。セラピストの逆転移が患者の転移への反応として生じたものであるならば、セラピストの逆転移の性質を手掛かりに患者の転移理解につなげていくことが可能となるでしょう。患者の転移という無意識的なものをキャッチするのはセラピストの無意識です。そして、セラピストの中に逆転移が生成されます。その逆転移に気がつき、それについて想いをめぐらせる中で、転移に対する理解が生成するわけです。

逆転移にはふたつの意味があると先ほど述べました。もうひとつは、患者の転移と関係なく、セラピストの個人的問題（病理）から発展する逆転移です。たいていの逆転移はこれです。セラピストの個人的逆転移は、通常有害であり、良くて無益です。

これらふたつの逆転移は、理論的には明確に分けることができますが、実際のところ区別することは困難です。それは、逆転移が基本的に無意識的なものであるという事実と、あらゆる逆転移にはこれらふたつの成分が含みこまれているという理由によります。患者の転移に対して、セラピストの個人的問題と無縁な純粋な逆転移が発展するということはあり得ません。
前項で取り上げた不登校の男子高校生の初回面接を再び取り上げてみましょう。

彼は面接室の中で一言も発しませんでした。私は、彼に対して軽い苛立ちを覚えました。それは彼が面接室の中で患者の役割を果たしていないことに対する私の陰性感情のようでした。この感情について少し想いをめぐらせ、私は自分の抱いている苛立ちは、彼に対して両親が抱いている感情に相当するのではないかと考えました。面接室の中で彼と共にいる両親は、彼を心配しているようで、それほど通学や卒業に対するこだわりがある様子ではありませんでしたが、無意識的には高校生の役割を果たしていない彼に対して苛立ちを覚えているのだろうかと私は空想しました。また一方で、私は、目の前で押し黙っている彼を見て、「そっとしておいてあげたい」という気持ちを抱きました。私との交流からひきこもっている彼を支持したくなったようです。思春期の若者が大人や社会からひきこもることはそれほど病的ではないという考えも働きました。私の中で、一方で苛立ち、一方で支持したい気持ちが生じています。その両者とも逆転移です。そして、両者とも、患者の転移に反応して生起している部分と、私の個人的問題を含みこんでいるようです。

逆転移に動かされること

思春期の患者は、大人の患者よりも、セラピストの中にやっかいな個人的逆転移を引き起こすことが多いようです。私たちは思春期を十分に生き抜くことはできません。さまざまな未解決の不安や葛藤が思春期以降も積み残されています。その積み残された思春期的不安や葛藤が、思春期患者を目の前にすると刺激されるのです。そして、私たちは、思春期患者に対して、強烈な逆転移を経験します。むろん、逆転移もまたセラピストにとっては無意識的なものなので、いかにその逆転移が強烈であっても、セラピストはそれを意識することはできず、行動で表出してしまいます。それは通常、セラピーの名の下に合理化されます。セラピストは、設定に対していつもよりも厳格となるかもしれません。その反対に、設定に対していつもより柔軟になるかもしれません。あるいは、セラピストはいつも通りのセラピーに頑なに固執するかもしれません。さらに、セラピストはいつもよりも鋭い解釈や直面化を投げかけるかもしれません。逆に、セラピストはいつもより解釈を控えめにするかもしれません。いずれにしても、セラピストはそれが治療的であると感じています。

問題は逆転移に動かされないようにすることではありません。逆転移が無意識的なものである以上、逆転移に気づくことができるのは、逆転移に動かされた後です。大切なのは、動かないことではなく、動き過ぎないことです。質ではなく量が問題です。そして、少し動かされた後、その事実に気がつくことです。これは言うは易く行うは難しの典型です。かくいう私もそんな器用なことをセッションの中でできるかと問われると、それほど適切にはできないと答えるしかありません。逆転移に動かされたときに、その場で気がつくことができるのはマスターセラピストだけです。初心のみなさんは、マスターセラピストを目指す必要はありません。というより、マスターセラピストを目指すことは有害ですらあります。私たちは、普通のセラピストを目指すべきです。しかし、精神分析の世界では、その普通のセラピストになるために、長期に渡る、しかも、相当にお金がかかるトレーニングを受けなければなりません。しかし、逆に考えれば、私たちの目指す目標が普通のセラピストであるならば、地道にトレーニングを受けさえすれば、かなりの確率で目標は達成されます。目指す目標が普通の割にはそこへの投資が莫大過ぎると考えるか、それなりにトレーニングに専心すれば必要十分なセラピーを実践できる普通のセラピストになれると考えるかは、各々の臨床家の人生観で判断すればよいでしょう。

面接記録を書くことの意義

話を本筋に戻しましょう。私たちはいつ、どのように逆転移に気がつけばよいのでしょうか？答えは、面接記録を書く際に、面接中の自分の気持ちの動きと実際の動きについて想いをめぐらせることを通してです。面接記録を書くところまでが臨床実践です。面接記録は単なる備忘録ではありません。面接記録を書くことを通して、転移 - 逆転移のあり方、転移状況を理解することができるのです。それでは面接中に転移解釈ができないではないかという疑問も湧くでしょう。しかし、患者のこころの本質的部分を反映した転移状況であれば、それは心理療法過程において一貫して、あるいは、繰り返し立ち現れるはずです。面接記録を書く中で生成した理解を、セッション中で想起することが可能な局面もそのうちに訪れます。面接記録を書くという行為は、転移状況を理解するためのものであると共に、将来においてその転移状況を心理療法的に扱う種を撒く行為でもあります。ただ、ここで注意すべきことがあります。セラピストは面接記録を書いている際に生成した理解を記憶に留めておいてはいけません。一度忘れましょう。セラピストは予断を持って面接に臨むべきではありません。セラピストは、面接において常にさまざまな可能性に開かれ、そこに生成している出来事を未知のものとして経験すべきです。予断は（ついでに言うと理論は）面接の場で生成している出来事に対する見方を曇らせ、それを汚染します。ある局面で、忘れ去れていた理解がひょいとセラピストの頭の中に浮かぶかもしれません。そのときこそ、その理解を利用できるときです。この作業の行程がすべて無意識のうちに行われると、その理解は直観という形を取ることになります。多くの直観的理解は、セラピストの個人的逆転移の産物なので、セラピーにおいてそのままの形では使用できません。しかし、時にセラピーを進展させる理解が直観としてセラピストの頭の中に浮かぶこともあります。直観的理解はセラピーの毒にも薬にもなります。直観的理解が生じたときには、その事態をよくよく内省して、その上で解釈として伝えるかどうか臨床的に判断しましょう。

ただ、今説明した面接記録を書くことから始まる一連の作業も、初心のセラピストにとっては難しいかもしれません。やはり、初心のうちは、スーパーヴィジョンを受けた方が無難なようです。スーパーヴィジョンを受ける機会をなかなか得ることができないセラピストは、事例検討会に事例を出してもよいでしょう。無意識は本人にとってのみ無意識であるので、傍から見ればよくわかる場合もあります。ただ、思春期患者のセラピーにおいて生起する逆転移は、患者の転移に応じて生起した逆転移だけではなく、セラピストの積み残された思春期的不安や葛藤だったりしますので、スーパーヴィジョンや事例検討会でいらぬ傷つきを体験してしまう心配もあります。スーパーヴァイザーや事例検討会はよくよく考えて選ぶことをお勧めします。

4　思春期と投影同一化

さて、患者の転移によりセラピストの無意識が刺激され、セラピストの中に逆転移が生成されると説明しました。このプロセスをもう少し詳細に見てみることにしましょう。

転移は無意識的なイメージや感情をセラピストに向けることですので、それ自体ではセラピストの無意識に影響を及ぼすことはできません。患者の無意識とセラピストの無意識の橋渡しをするのが、投影同一化と呼ばれるメカニズムです。この用語は、転移 - 逆転移に比べて、精神分析の外側でそれほど流通しているわけではありません。投影同一化は、精神分析のクライン派という学派の臨床概念です。精神分析の中でも、クライン派とクライン派の理論に馴染みがある臨床家以外は使用しません。精神分析の他の学派が似たような他の臨床概念を用いている場合もあります。名称は何でもよいのですが、患者とセラピストの間で起こっている出来事を説明するのに、とても有用な概念であり、この種の専門用語を一切使わずに心理療法プロセスで生起する出来事を説明するのはさすがに煩雑ですので、転移 - 逆転移と共に、この投影同一化ということばも本書で使用したいと思います。

さて、投影同一化はいかなるメカニズムなのでしょうか？　患者のこころの中に、何らかの無意識的なイメージや感情があります。患者は、それをセラピストやセラピー状況に投影します。ここまでは患者のこころの内部で生起している出来事です。そして、患者は自分のこころの中にある無意識的イメージとセラピストやセラピー状況が一致するようにさまざまな圧力をかけてきます。それはことばを通してである場合もありますし、非言語的要素を介してである場合もあります。それに応じて、セラピストのこころの中に逆転移が生じます。その逆転移に応じて、セラピストは動かされます。その動かされ方の全体ないし一部が患者の無意識的イメージと一致しているわけです。このメカニズムを投影同一化と呼びます。

投影同一化の機能

投影同一化はこの後に説明することからもわかるように幼児的なメカニズムです。投影同一化にはふたつの機能があります。ひとつは苦痛の排泄であり、もうひとつはことばを獲得する以前の原始的コミュニケーションです。より正確に言うと、一義的には苦痛の排泄であり、環境がうまく対処することができれば原始的コミュニケーションとして機能し得るということです。

この事柄を、母親と赤ん坊を例にとって説明してみましょう。

赤ん坊はお腹が空いています。しかしことばを持っておらず、自分の苦痛な状態を空腹とは認識できないため、自分の内部に苦痛があると体験するだけです。赤ん坊は、その苦痛を排出するために、手足をばたつかせながら、泣き叫ぶかもしれません。大人であれば、苦痛に対しては、それに対応するなり、その状況を回避することによって主体的に苦痛を軽減するよう努めることができますが、赤ん坊は対応することも、回避することもできず無力です。赤ん坊にできることは、手足をばたつかせることと泣き叫ぶことだけです。また、大人は苦痛に対処することはできなくても、それに何らかの名前を与えることで安心することができます。ことばには力があるのです。理解が人に安堵を与えるもっともよい例は妄想です。言語化不能な精神病水準の不安を体験しているとき、そこに何らかの外的理由（＝妄想）を見出すと人は安定します。むろん、妄想的内容に脅かされることになるのですが、それは言語化不能な精神病水準の不安に晒されるよりはまだ耐えやすいようです。妄想が訂正不能な理由の一部もここにあるのでしょう。妄想にしがみつくしか精神病水準の不安に対処する手段がないのです。

赤ん坊は空腹という苦痛な状態に対して，その苦痛を排泄するために，手足をばたつかせ，泣き叫ぶと言いました。これが投影同一化の基本的なあり方であり，この排泄が投影同一化の一義的な機能です。このとき，母親が赤ん坊の空腹に気がつき，「お腹空いたのね」とことばをかけ，母乳を与えたとしましょう。この瞬間，投影同一化は原始的コミュニケーションとなるわけです。赤ん坊の苦痛を母親がキャッチし，それに名前をつけ，そして赤ん坊の苦痛を軽減したのです。母親のこころの中に苦痛が生じます。母親が感じた苦痛は，赤ん坊の行為によって喚起されたものです。母親が感じている苦痛の少なくとも一部は赤ん坊の感じている苦痛に似たものでしょう。赤ん坊は自らの苦痛を母親のこころの中に排泄したとしてもよさそうです。むろん，この排泄はあくまで無意識的な空想です。客観的出来事ではありません。

赤ん坊の投影同一化はまず苦痛の排泄を目指します。母親がその苦痛を受け取り，その苦痛に適切な名前を与えつつ，その状況に対処すると，赤ん坊の苦痛は軽減され，そこにコミュニケーションが成立します。苦痛の軽減は，言語化できない苦痛に名前を与えること，すなわちことばによる分節化と，具体的な対処，すなわち授乳により達成されます。

投影同一化がコミュニケーションとして機能するためには

投影同一化が単なる排泄で終わるか、コミュニケーションとして機能するかは、赤ん坊側の問題と母親側の問題が共に寄与しています。赤ん坊が母親の適切な応答を利用できなければ、常に排泄となってしまいます。逆に、母親の問題で投影同一化が排泄行為のままとなってしまう場合もあります。ここにはふたつのレベルの問題が存在します。ひとつは、そもそも母親のこころが、赤ん坊が投影してきた内容をキャッチできないという事態です。赤ん坊が手足をばたつかせ、泣き叫んでいても、母親が何も感じなければ、そこにはコミュニケーションが成立する余地はありません。たとえば、母親が抑うつ状態であるとき、あるいは、そもそも母親の感受性が極めて低い場合などです。もうひとつは、母親のこころは、赤ん坊の投影してきた内容をキャッチできるのですが、それに適切に対処できないという事態です。赤ん坊が手足をばたつかせ、泣き叫んでいるとき、母親が苦痛を感じたとして、その際に、赤ん坊に攻撃されていると体験する母親がいます。そのような母親は赤ん坊に報復するかもしれません。あるいは、どう対処してよいかわからずに途方に暮れるかもしれません。仮に、赤ん坊の空腹に授乳という適切な対処ができたとしても、母親の中に攻撃的な気持ちがあれば、それが今度は逆に赤ん坊の中に母親側の投影同一化を介して排泄されるかもしれません。赤ん坊は常に母親から無意識な想いを向けられていますので、母親が赤ん坊に対して投影同一化を向けることは不自然なことではありませんが、そこにネガティブなものが大量に流れこむことになると問題です。母親が自分の中のネガティブなものを赤ん坊の中に排泄すること自体を否定すべきではありません。母親は母親としてほどほどに機能すればいいのであって、理想的な母親になる必要はありません。ただ、投影同一化の規模があまりにも大きくなると赤ん坊は大変です。問題は質ではなく量です。むろん、このことは母親だけの問題ではなく、父親の関与も重要です。父親にはふたつの重要な機能があります。ひとつは、不十分にしかできないとはいえ、母親代理としての機能です。もうひとつは、母親と赤ん坊のカップルを外から支える機能です。父親が自らの機能を適切に果たすことで、母親は母親としてほどほどに機能できると考えてよいでしょう。

投影同一化は、赤ん坊が無力であること、そして、ことばを持たないことから使用されていると説明しました。投影同一化の一義的機能は苦痛の排泄であり、環境が適切に対処すれば、それはコミュニケーションとなります。大人はことばを持ち、こころの内側を言語的に理解する、つまり、分節化することができます。しかし、大人のことばにも相当に大きな限界があり、成熟した大人であっても、こころの内側にあるものをすべて言語化することはできません。つまり、大人も投影同一化を使用します。精神分析的心理療法が患者のこころの無意識的なイメージや感情を扱うものである以上、大人のセラピーにおいても投影同一化に関する理解は必須です。むろん、言語化能力の低い重篤な患者であれば、言語によるコミュニケーションよりも投影同一化に頼る傾向が大きいと言えます。子どもや思春期の患者は、一般に大人ほど言語化能力が高くありませんので、重篤な患者同様に投影同一化に頼る度合いは大きくなるでしょう。しかし、子どもはことばの代わりにプレイを通して、こころの内側にある無意識的なイメージや感情を表現することができます。思春期の患者は、ことばを十分に利用することもできませんし、年齢が高くなるとプレイという伝達手段もあまり使用しなくなります。それならば、思春期患者のセラピーはアートセラピーがよいのではないかという意見もあるでしょう。アートセラピーに乗って来る思春期患者に関してはそれでよいと思います。ただ、相当数の思春期患者は乗ってきません。また、アートセラピーを実践することができたとしても、作品を通してコミュニケートしてきたものを理解すると共に、その場で作用している投影同一化についての理解は必要不可欠です。この点は子どもであろうが、大人であろうが同様ですが、思春期の場合は、思春期の特性を考慮に入れ、特別に投影同一化の理解が重要となるということです。

思春期と衝動性

ここで説明していることは、思春期患者は基本的に行動化する傾きがあるという事実とも関連しています。行動が投影同一化の媒介物となっているのです。思春期患者は、大人よりも、そして、子どもよりも衝動的です。それは第二次性徴という身体的生理学的あり方と、第二反抗期という社会的心理学的あり方に由来しています。思春期の若者は、子どもと異なりさまざまな、そして、強力な欲望をその内部に抱えていますが、それをコントロールする力は大人ほどありません。また、第一反抗期の幼児と同様に、親（思春期であれば教師や社会にも）にアンビバレントな気持ちを抱きます。当然のことながら、それはセラピーの中ではセラピストに向けられます。

思春期の患者は基本的に衝動的ですので、病理が重篤であれば、すぐに境界性パーソナリティ障害との診断がつけられてしまいがちです。私は、精神医学の領域で診断を付けることの重要性を否定するものではありませんが、思春期の患者に診断のレッテルを張ることには慎重であるべきだと思っています。本書を敢えて疾患や問題行動別の章立てにしなかったのもこの考えに基づいています。思春期は揺れ動く時期ですので、その時点での問題のあり方にとりあえず仮の名称を付けておくことは大切ですが、それは移ろいゆくもので、セラピストはそこに捉われない気持ちを持つことが重要だと思います。

要するに、思春期患者の場合は、言語化能力の低さと衝動性ゆえに、セラピーにおいて投影同一化の理解が極めて重要となるということです。

話が抽象的になり過ぎているきらいがありますので、具体例を挙げてみましょう。

まず、先ほどから取り上げている不登校の男子高校生を取り上げてみます。

彼は面接室の中で、一言もしゃべらず黙って座っていました。そして、その行為を通して、私の中に二種の逆転移が生じたと述べました。私の体験した逆転移は、彼の行為を媒介にして生じたものです。彼が黙り込んでいた理由の一部は、私や両親のような大人への不信感でしょう。それだけではなく、彼が自分のこころをことばによって表現することができないという事情も関与していたのかもしれません。彼は不信感やその言語化能力の低さゆえに黙っていたと言えそうですが、その黙り込むという行為を通して私に何かを伝えているという側面もあります。私の体験した逆転移は、私の個人的問題を反映したものでもありますが、彼の転移に反応した成分もあります。彼は私に自身の苛立ちと「そっとしておいて欲しい」という気持ちを伝えたかったのかもしれません。このように考えると、彼の黙り込んでいるという行為は投影同一化の媒介と考えてもよさそうです。

さらに衝動性の例として境界性パーソナリティを持つ思春期の女性患者を取り上げてみます。

彼女の行動化傾向は極度に激しいものでした。彼女の治療は外来では困難であり、入退院を繰り返していました。入院におけるセラピーのある局面で、両親というカップルから自分が排除されているというテーマが展開していたようでした。しかし、このことはことばにより表現されることはありませんでした。いくつかの行動からそのテーマがぼんやりと浮かび上がっていましたが、いまだ十分に明瞭なものとはなっていませんでした。そのような状況下で、彼女は、病棟の若い男性入院患者と病棟の中で性行為に及んだのでした。彼女が誘ったことは明らかでした。このことを彼女は私には秘密にしていました。このことが明らかになったのは、相手の男性入院患者が病棟スタッフに告白したからでした。私は、ある種の疎外感と怒りを体験しました。この感情の少なくとも一部は彼女が両親というカップルに対して感じていたもののようでした。

この事例にはまず、思春期患者の衝動性が表れています。彼女は、こころの内側にある無意識的なイメージや感情をことばによって象徴的に表現することができず、行動によって具象的に表出しました。行動はあまりにも直接的、かつ衝動的でした。しかし、彼女には他に方法がなかったのでしょう。とはいえ、その行為は治療に対して極めて破壊的な影響を及ぼしました。思春期患者のセラピーでは、投影同一化の理解と取り扱いが相当に重要なのですが、それをいかに肝に銘じたとしてもその破壊的作用を完全に回避することはできません。

5　思春期と解釈

解釈とはことばによって分節化する行為です。そこにはふたつの段階があります。第一段階は、頭の中でことばによって分節化する段階です。これは理解するという行為でもあります。第二段階は、その理解した内容を患者に対してことばによって伝える段階です。第一段階は、セラピストが不断に行う臨床行為でしょう。本項で説明するのは、主として第二段階の解釈についてです。

解釈こそが精神分析における特権的技法です。精神分析を他の学派と異なる臨床実践たらしめている技法が解釈と言ってもよいでしょう。精神分析は転移を扱う臨床実践です。転移を扱うということは、転移が発展する状況を整え、そしてその転移のあり様を理解し、それを解釈するということです。対象が大人であろうが、子どもであろうが、そして、本書のテーマである思春期の若者であろうが、精神分析的心理療法を実践するのであれば、セラピーの中に表れる素材を扱う技法は解釈が中心となります。

しかし、もちろん何でもかんでも解釈すればよいということではありません。解釈をするという行為も、患者の転移の受け皿となり、解釈をすることで患者の病理を強化してしまう場合もあります。さらには、解釈をすること自体が患者の投影同一化に突き動かされたセラピストの行動化である場合もあります。私たちは、解釈をする前に、少し立ち止まり、なぜそのような理解が生じたのか、なぜ今解釈をしようとしているのかを内省する必要があります。

思春期とスキゾイド的心性

思春期の患者のセラピーの場合は、さらに思春期特有の困難さがあります。それは、思春期の患者は、大人や子どもよりも解釈に対して抵抗感があるということです。患者によっては、解釈を心理的レイプと感じる人もいます。また、解釈を暴力的暴露と経験する患者もいます。

解離性障害を持つ思春期の女性患者を例にとってみましょう。

彼女は、一見、明るく快活であり、入院時には患者たちの中心にいるようなタイプでした。しかし、外来における個人心理療法においては、落ち着かない様子で、連想も断片的でした。私は、転移状況について理解が生じた際には解釈をしていましたが、そのようなとき、彼女は強く否定するか、無視するかのどちらかでした。否定も無視もできないときは、突然面接室から飛び出していきました。

もうひとつ同じく解離性障害を持つ別の女性患者も挙げてみましょう。

彼女は、セッションの中では、解釈に対する反応性がとても良いように見えました。私が転移解釈を行うと、彼女の連想は一層豊かになり、また、重要な過去の想起も生じました。彼女はセッションの中で良い体験をしているようでした。ところが、素材が十分に扱われたと思われるセッションの後には、必ずと言ってよいほど次回のセッションがキャンセルされました。私はキャンセルとセラピーでの出来事を結び付ける解釈や陰性転移の解釈も行いましたが、彼女はセラピーを良いものとして体験しているし、セラピストへの陰性感情はないと否定しました。そうこうしている間に、はっきりしない理由で、セラピーは一時中断となりました。再開後も同じことが当面の間繰り返されました。

思春期の患者にとって、解釈が心理療法的に作用しない場合があるのは、彼らの病理の重篤さにかかわっているというより、思春期の若者は多かれ少なかれスキゾイド的心性を有しているからだと私は考えます。スキゾイド的心性とは、他者との情緒的接触を危険なものと見なして怖れを抱き、他者からひきこもるこころのあり方です。このようなあり方を大人のスキゾイドのように病理的であるとのみ見なすべきではありません。思春期の若者がその成長過程でスキゾイド的心性に浸ることは正常発達の一部であると私は考えています。若者には、家族や友人、そして社会からひきこもる時期、あるいは時間が必要です。若者はひきこもることによって環境に反応する必要をなくし、自分自身であり続けることが可能となります。このようなひきこもりは健康的なものと言えます。

また、思春期の患者にとっては、すべてを外に露出することよりも、それを自分の中に留めておけるようになることも大切な課題です。セラピーにおいて、こころの内側を暴露することではなく、それをそっとこころの内側に保持できるように援助することもセラピストの役割でしょう。このことは、思春期の発達課題である衝動のコントロールとも関連しています。

つまり、思春期の患者の精神分析的心理療法に臨むセラピストは、思春期の患者の成長や心的発達を十分に考慮に入れた上で、素材を精神分析的に扱う必要があります。だからと言って、解釈をするなと言っているわけではありません。私たちは、ときに解釈をし、ときに解釈を控えるというごく当たり前の臨床姿勢を維持すればよいのです。その際に、大人と比較して、思春期の患者のセラピーの場合はより一層解釈に対して慎重な姿勢を維持するべきであると私は考えます。

本章で取り上げてきた不登校の男子高校生の初回面接に戻ってみましょう。

彼は終始押し黙っており、私は一方で苛立ちを感じ、一方で「そっとしておいてあげたい」という気持ちを抱いていました。彼に対する苛立ちは、通学しない彼に対する両親の苛立ちと関係があるようでした。私は両親と同一化していたのです。より正確に言えば、彼の投影同一化を介して、私は両親の役割を果していたのです。一方で、私の「そっとしておいてあげたい」という逆転移は、彼のスキゾイド的心性に対する反応のようでした。私は彼の一部と同一化していたのです。これらの逆転移には多分に私の個人的問題が含まれていることは認識していましたが、転移や転移状況に対する反応の部分もあるようでした。私は、初回面接の終り際に、転移解釈を行う必要性を感じました。このまま彼を帰してしまうと、セラピーは早くも頓挫すると思われました。結果はどうあれ、私は臨床家として、この局面を心理療法的に扱うべきだと考えました。しかし、一方で私は「そっとしておいてあげたい」という気持ちを強く持っていました。私の中に、解釈を伝えると彼が傷つくという空想があることに気がつきました。この空想は、彼のスキゾイド的こころのあり方に対する反応としての逆転移に由来していると考えました。ここで私が解釈しても、私のセラピストとして機能するという自己満足に有用なだけで、臨床的ではないという考えもありました。私は、解釈すべきか否かというジレンマをしばらく味わった後に、彼に解釈することにしました。私は、不登校状態で、家庭の中でもひきこもっている彼と面接室の中で押し黙っている彼を結びつけた上で、彼がひきこもるということでしかこころの苦痛に対処できないのだろうと伝えました。このとき彼は特に反応しませんでした。しかし、彼はその後もしばらくセラピーに通いました。その中で彼は自分自身と他者に対する絶望感について語りました。

セラピストはときに解釈し、ときに解釈を控えるわけですが、その選択には必ずと言ってよいほど、逆転移がつきまといます。したがって、私たち臨床家は、解釈を行う方が適切か、解釈を控えた方が適切かについて判断すると共に、なぜ私たちがそのような判断をするに至ったかを内省する必要があります。これは思春期に限らず、大人の心理療法でも、子どものセラピーでも一緒なのですが、思春期の場合は解釈をめぐるジレンマが切迫したものとなりやすいので、特に注意を要する事柄です。

思春期のセラピーは、セラピストの思春期の積み残しを刺激すると共に、思春期に特有な臨床的配慮が必要であり、大人や子どものセラピーよりも難しいというのが実感です。また、大人や子どもよりも衝動的であり、標準的な思春期の患者でさえも、重篤な病理を持つ大人や子どもの患者と同等のプレッシャーをかけてくるので、セラピストはこころのゆとりを失いがちです。しかし、その分、やりがいがありますので、思春期のセラピーに向いている臨床家は是非取り組んでいただきたいと思います。どのような臨床家が向いているかについては第十章で取り上げたいと思います。

第二部　思春期の心理療法に臨む

第三章　初回面接

初回面接は出会いのときです。そして、それは心理療法においてきわめて大切な瞬間です。初回面接においてすでに、相当に重要な素材が明瞭に、あるいは、ひそやかに持ち込まれていると考えておいた方がよいでしょう。実際には、重要な素材は徐々に心理療法プロセスの中に表れる場合もあります。初回面接では患者のこころのあり方を反映した素材がいくつか持ち込まれていても、どれが重要かまではわかりません。素材の重要性は経過の中でしか明らかとなりません。だからこそ、初回面接ではできるだけ多くの素材に十分な注意を払う必要があります。後から事例の心理療法プロセスを振り返ってみると、初回面接で勝負が決していたという事態はそれほど稀なことではありません。したがって、初回面接では情報の収集に気を取られてはなりません。情報の収集はアセスメント面接のときにすれば十分です。初回面接では、患者が持ち込んだ素材を体験し、十分に味わうことが何よりも大切です。面接中にその意味に想いを馳せることができれば理想的ですが、初回という特殊な状況なので、そのようなことはなかなか困難でしょう。それゆえ、患者が持ち込んだ素材の意味に想いを馳せるのは面接記録を作成しているときでよいと思います。

このような前提に立った上で、思春期の患者との初回面接は、大人や子どものセラピーと異なる特有の難しさがあります。この章では思春期患者との出会いのときに注意をしておいた方がよさそうな事柄をいくつか説明したいと思います。

1　初回面接における思春期患者の不安と葛藤

思春期の若者は通常、みずからの意志でセラピーの場に現れることはありません。もっとも、最近、精神科外来診療をしていると、思春期の若者が家族に相談することもなく単独受診する場合があり、時代は変わったと実感させられることがあります。しかし、これは医療の場であるがゆえにということもあるでしょう。思春期の若者が精神科医療をみずから求めることはあっても、心理療法をみずから求めることはあまりないのではないでしょうか。精神科医療への偏見がずいぶんと減った現在ならば、病院に治療を求めることは、心理療法を求めることよりも日常的なことに近く、心理的敷居は低いと思われます。

思春期の若者は、みずからの意志でセラピーの場に表れることはあまりないと言いました。それが大人の患者との最も大きな違いでしょう。大人も周囲から勧められてセラピーを求めるという場合がありますが、それでも自らの意志でその勧めに従っているのです。思春期の若者は、家族（通常、親）に連れられて来ることになります。そして、彼らは、セラピーの場にやって来るということ自体に不安や葛藤を感じます。ここに思春期患者との出会いが困難である理由のひとつがあります。子どもも自らの意志でセラピーに来ることはありません。しかし、子どもは、そもそも日常生活においてあまり自分の意志で動いていません。親に連れられて来られることへの不安や葛藤は、思春期の若者ほど深刻ではないでしょう。思春期の若者は、日常生活において、ある程度は自分の意志にしたがって行動しており、それはある一定の範囲内で周囲から許容されています。

また、セラピストと思春期患者の出会いは、セラピストと大人の患者の出会いと異なる前提を有しています。セラピストと大人の患者は基本的に対等です。対等というのは同じ立場という意味ではありません。セラピーにおいては、それぞれの役割は明瞭に異なり、セラピストは援助する側、患者は援助される側なので、患者はセラピストに対して自分の方が立場が弱いと感じるかもしれません。しかし現実的には、患者はお金を払って、心理療法、あるいは何らかの心理的援助を受けているわけです。セラピストが患者を選んでいるのではなく、患者がセラピストを選んでいるのです。経済的観点から眺めれば、患者の方がセラピストよりも立場が上と考えることもできます。このようなさまざまな状況を勘案すれば、セラピストと患者は対等であるとしてもよさそうです。そして、対等であるがゆえに、セラピー契約という考えも有効になるわけです。契約に基づいて、それぞれが責任をもって、一定の役割を果たすことで心理療法は成立するのです。

しかし、セラピストと思春期の患者は対等と言い難い側面があります。そこには、お金を払っているのが親であるという事情が関与しています。親がお金を払っている以上、セラピーの契約は、セラピストと思春期の患者のみを当事者として成立しません。そこには親も関与しています。

またもっと単純に考えてみても、大人であるセラピストと大人の患者は、社会の中ではまったく対等な人間です。ところが、大人であるセラピストと思春期の患者は、社会的な立場がすでに異なっているわけです。読者のみなさんが、日常生活の中で、他の大人と出会うときと、思春期の若者と出会うときを想像してみてください。その際の心持には、明瞭な、あるいは、微妙な差があることでしょう。思春期の若者は、そもそも親を代表する大人に対してアンビバレントな気持ちを抱いています。また、思春期の若者が、それまでの人生で付き合いのあった大人は、近所付き合いが少なくなっている現代においては、主として、家族、親族、教師です。思春期の若者にとって、それらの大人との付き合いは決して対等なものではありません。また、思春期の若者にはそれ以外の大人との出会いに関する経験がそれほどありません。経験があまりないことに対して不安を抱くのは当然のことです。

このような事情もあり、思春期患者は、さまざまな不安、葛藤を抱えてセラピーの場に表れます。

初回面接に持ち込まれる不安や葛藤に関しては、患者に固有のものもあるのですが、思春期に特有のものも多いと考えることができそうです。したがって、このような不安や葛藤に注目するだけでは、目の前にいる患者固有のこころのあり方を理解する上で不十分です。むしろ、思春期患者が、そのような不安や葛藤にどうように対処しているか、その対処のあり方に注目するとよいと思います。不安や葛藤は共通するにしても、それへの対処は千差万別です。ある患者は、セラピストに反抗的態度を取るかもしれません。ある患者は、セラピストに猜疑心を向け、一言もしゃべらないかもしれません。ある患者は、セラピストに友好的態度を取るかもしれません。ある患者は、慣れた感じで饒舌に話すかもしれません。そこには、不安や葛藤状況における、その患者なりの対処法が表れています。初回面接ではそこに注目し、患者のこころのあり方を理解すると共に、不安や葛藤のレベルがあまりにも高いと判断したら、それを心理療法的に扱う必要があります。

ある女子中学生の事例を挙げてみましょう。

彼女は、友人とのトラブルを機に、不登校となりました。まもなく自傷行為も出現し、児童精神科を専門とするクリニックに通院するようになりました。そのクリニックでの治療に両親が不満を持つようになり、私が勤めているクリニックに転医してきました。私は、前もって両親から事情を少し聞いていました。彼女は父親に連れられ、初回面接にやってきました。彼女はやや緊張しているようでしたが，クリニックの受診は初めてではありませんので，それほど不安な様子ではありませんでした。転医は両親の勧めでしたが，本人も前医の診療に意味を感じていないようでした。初回面接で，彼女はあまりネガティブな素材を持ち込みませんでした。私に対する態度もごく自然な感じでした。そして「最近は落ち着いている。自傷もしていない」と状態は良い方向に向かっていると述べました。また，まもなく始まる新学期から登校するつもりであるとも言いました。私は，良い方向に向かっているのなら，外来に通院せず，様子を見てもよいのではないかと言いたくなっていることに気がつきました。この逆転移を内省し，私は彼女が私との関係に不安を抱いており，私と距離を取ろうとしているのだろうという理解が生起しました。そして，私は，不登校と転医が共に，ネガティブな感情を喚起する対象からのひきこもりというテーマを有していることに想いを馳せました。私は，彼女にこの理解を伝えた上で，当面の外来受診を勧めました。彼女は同意しました。次回の予約は，彼女の行動化が生じたという理由で，さっそくキャンセルされました。解釈が彼女に脅威を与えたのでしょう。その次の回に来たときに，面接の中でこの行動化の意味を取り上げました。その際，防衛的側面だけではなく，適応的側面も取り上げるように配慮しました。彼女は安心したようでした。その後は，定期的に来院するようになりました。

さて、思春期の患者のセラピーの場合は、初回面接において、親子同室面接になる場合があります。この問題についても少し考えておきましょう。スタッフが十分に存在する施設に勤務していれば、親子別室でそれぞれの担当者が面接を行うこともできますし、患者本人が持ち込んだ素材を純粋に味わうという観点からは、この設定が望ましいと思います。しかし、スタッフが少なく、初回は親子同室面接以外に方法がない場合、あるいは、勤務している施設の方針でそうせざるを得ない場合もあります。その場合は、親子がその場に持ち込む素材を味わうことに専心するとよいと思います。本人が一対一の関係に持ち込む素材を味わうのは二回目以降となり、この点は純粋な出会いを味わうという観点からは不利ですが、家族力動を体験するという観点からはその不利な点を多少なりともカバーできると思います。ただ、家族は、個人以上にセラピストにさまざまな圧力をかけてきますので、初心のセラピストは余裕をなくしてしまいがちです。それゆえ、家族力動を味わうという臨床姿勢を維持することは少々難しいかもしれません。

2　思春期患者との初回面接において注意を要する事柄

初回面接の基本的役割とは何でしょう？　一般的には、ある程度の情報収集と関係作りとなりそうです。私はこのような考えには反対です。情報取集はアセスメント面接で行えばよいと思いますし、良好な関係を作るというセラピストの姿勢はそもそも心理療法に有害な影響を与えると考えているからです。

患者が持ち込む素材を味わうことに徹する

初回面接においてセラピストは、相手が大人であっても、子どもであっても、思春期の若者であっても、患者が持ち込むものを味わい、それを理解するように心がけるべきです。私たちが心理療法的に扱えるのは、患者が語る内容や伝える情報ではなく、患者が今‐ここに持ち込んでくる患者の無意識に由来する素材です。アセスメント面接である程度の情報を収集してしまうと、一方では、素材の意味が理解しやすくなるとも言えますが、他方では、先入観を持つことで素材の意味を誤解しやすくなるとも言えます。それでもアセスメントをせずにセラピーに導入することは許されませんので、アセスメントを省略することはできません。しかし、初回面接は、まださまざまな情報・知識が入っていない段階で、素材を純粋に体験するチャンスです。ゆえに、私たちは、まず患者が持ち込む素材を味わうことに徹するべきでしょう。理解を十分に練り上げるのは難しいと思いますが、その味わいや体験の質を面接記録に書き留めておくとよいと思います。もちろん、少々飛躍があっても、仮説としての理解も書き留めておきましょう。これは大人であっても、子どもであっても、思春期の若者であっても、共通する事柄です。

セラピストの基本的姿勢

つぎにセラピストと患者の関係性について述べたいと思います。これも、基本的には、患者がどの年齢層に属していようとも、セラピストは必要以上に良好な関係を築こうとしない方が良いということは共通します。患者が大人であれば、礼儀正しく穏やかな雰囲気で接すればそれで十分でしょう。それは、大人は自分の意志で初回面接にやって来るという事情も関係しています。しかし、思春期の患者の場合は、よくて周囲に勧められてやって来る、悪ければ強制的に連れて来られるという状況です。また、大人であるセラピストに対してアンビバレントな気持ちを抱いてやってきます。そのような状況では、大人と違った配慮が必要です。このことに関しては、すでにさまざまなことが言われています。たとえば、自分の意に反して初回面接にやって来る場合が多いという事情を斟酌して、思春期の患者に対して、その労をねぎらうべきであるとか、あるいは、初回面接にやって来るまでのプロセスについて尋ね、そこでのさまざまな気持ちを心理療法的に取り上げる、などのことが言われています。私はこのようなさまざまな工夫にも意義を認めますし、場合によっては実践することもあります。

しかし、思春期の若者は、ことばをあまり信用していませんし、偽善を嫌います。読者のみなさんが何か臨床的工夫をするときは、それがみなさんの臨床観や人生観と合致しているかどうかよく考えてみることをお勧めします。一致していれば、それは臨床的行為となり得ると思います。一致していなければ、患者はそれを偽善と体験しますので、臨床的意義はありません。小手先のテクニックは無意味であるどころか、有害ですらあります。

私自身は、さまざまな工夫よりも基本的姿勢を大切にしたいと思っています。まず、大切なのは、患者のこころを理解しようとする姿勢を示すことでしょう。これはどの年齢層に属する患者であっても同じですので、思春期の患者に限ったことではありません。しかし、一方で、思春期の患者はスキゾイド的心性を持っている場合が多いので、セラピストの理解しようとする姿勢を侵入的と受け取る可能性があります。たいていの思春期の患者は、初回面接の場でそれほど饒舌ではありません。それゆえ、セラピストは、ある程度沈黙を受け入れつつも、ある程度質問をしなければならないでしょう。セラピストは職業柄、どうしても型通りの質問をしてしまいがちです。大人の患者であればそれは有害とまではなりませんし、子どもの患者であれば通常本人ではなく親から聴取しますので、特に問題となりません。セラピストの不用意な質問は、思春期の患者にとっては侵入的過ぎて、不安やアンビバレンスが刺激されてしまう結果となります。不安が強くなり過ぎると、容易に行動化やセラピーの中断が起こります。私が前章で挙げた男子高校生の例も参照してください。しかし、自ら話そうとしない思春期の患者を前にして、セラピストも沈黙を守ると、それはそれで患者の不安が高まります。結果は同じです。思春期患者はいくらスキゾイド的心性を持っているとはいえ、スキゾイド・パーソナリティとまで診断できるレベルの患者を除いては、沈黙を居心地悪く体験するようです。

要するに、初回面接における思春期患者に対するセラピストの望ましい態度は、理解しようとする姿勢を保ちつつ、侵入的になり過ぎないということになります。これはとても難しい態度で、常にこのような態度を保つべきだと考えるとしたら非現実的です。したがって、このような姿勢を心がけながらも、思春期の患者がセラピストをどのように体験しているかについて想いをめぐらせ、そこに大きな不安を感知したら、できるだけ早めに、かつ、侵入的になり過ぎないように、解釈するという姿勢が重要ということになります。要は、ある心がけの下に、何らかの影響や結果が生じたら、それを理解し心理療法的に取り扱うということです。ここまではどの年齢層に属する患者でも一緒ですが、思春期患者の場合は、スキゾイド的心性や大人に対するアンビバレンスに配慮することが重要です。セラピストは思春期患者に対して、関心を示しつつも、押しつけがましくなく、控えめな大人であればそれで良いと思います。その中で、セラピストと思春期患者の間にそれなりのセラピー関係が醸成されていくでしょう。

思春期患者は、初回からセラピストのこころを揺さぶる関係性を持ち込むことが多いので、セラピストはつい良好な関係を早く築きたいと思ってしまいがちです。セラピストと患者の関係性に、患者のこころの無意識的なものが持ち込まれ、それを扱う営みが精神分析的心理療法です。良好な関係を築くことが目的ではありませんし、それによりネガティブなものが持ち込まれにくくなる可能性もあります。思春期の患者のセラピーにおいては、良好な関係を築きたいというセラピストの欲望が喚起される度合いが大人のセラピーよりも大きいように思えます。私たちの欲望は往々にしてセラピーに対して有害に作用するので注意が必要です。

ある解離性障害を持つ女子高校生を取り上げてみます。

彼女は母子家庭であり、母親は仕事や生活に追われて、彼女に対して十分な関心を払うことができていないようでした。そのような状況下で、高校において彼女は解離症状を示すようになり、また、自傷行為を行うなど問題行動も出現しました。高校は彼女に対して働きかけましたが、高校の対応に彼女は不満を覚え不登校となりました。高校からの要請により、母親は彼女を伴い、私の外来を訪れました。私は事前に高校側から情報を得ていました。

彼女は、自分からはほとんど話をしませんでした。経過について話したのは母親でしたが、母親は彼女の現状にそれほど関心はなく、高校の要請によりしぶしぶ来院したといった風情でした。母親が退室した後も、彼女は自分からは何も話しませんでした。主訴について確認しても、彼女は特に困っていることはないと言うのみでした。あからさまに拒絶的というわけではありませんが、とりつくしまがないといった雰囲気でした。私は、彼女が私や私の提供するものに不安を持っていると共に、私や私の提供するものに関心を抱いてないという素材が持ち込まれていると感じました。そして、私は彼女と母親の関係に想いを馳せました。面接の場で、彼女は無関心な母親の役割を担っており、一方の私は関心を向けられない彼女自身を体験しているようでした。そのような状況下で私は空虚感を味わっていました。そこで、私はこの状況にまつわる彼女の情緒に触れつつ、生成した理解を彼女に伝えてみました。彼女は強く否定しました。この解釈および私が彼女の情緒に触れたことが、彼女には侵入的に体験されたようです。私は、この解釈は有効ではなかったと判断し、彼女に対して私の誤りを認めました。すると、彼女は少しリラックスした雰囲気となりました。そして、高校における教師や友人との葛藤的関係について少し話をしました。私は不登校の事実を取り上げ、高校における対人関係をめぐる葛藤と不登校が関連している可能性を指摘しました。彼女は肯定も否定もせず、黙って聞いていました。面接の終了時間が近づいて来ていました。私は、まず仮に彼女が次回来院しないという選択をしても受け入れると伝えました。その後に、私は彼女にはセラピーが必要だと感じていると伝え、次回の来院を彼女に勧めました。彼女は少し考えたのちに、次回来院すると言いました。

第四章　アセスメントと方針の策定

思春期の患者のアセスメントには、大人や子どもの患者以上にさまざまな困難が伴います。それぞれの困難にいかに対処するかについて説明したいと思います。さらに、アセスメントに基づくセラピーの方針の策定についても述べたいと思います。

1　アセスメントの意味

まず、私たちは、何のためにアセスメントをしなければいけないのかという点をよく考えてみる必要があります。当たり前のことですが、アセスメントはセラピーの方針を策定するために行う臨床行為です。なぜ、この当たり前のことをわざわざ確認しなければならないのかと言いますと、心理臨床の現場で、ただ漫然とルーティンとしてアセスメント面接や心理検査がなされているという悲しい状況が少なからずあるからです。むろん、これは個々の心理臨床家の問題ではありません。心理臨床の世界、そして、それを取り巻く世界の問題でしょう。医療であれば、初診の問診において、今後診断を確定するために必要な臨床検査を選択すると共に、とりあえずの治療方針を定める必要があります。医療経済の観点から、診断を確定するための臨床検査は、必要にして最小限にすることが要請されます。つまり、診断を確定するために適切な臨床検査を選択するために、初診の問診において診断の目星をつけるなり、ある程度の絞り込みをする必要があるのです。医療における病気は数えきれないほどあるので、初診の問診にしても、聞くべき事柄は、最初の数分の診察から得られた材料を基に組み立てられます。つまり、医学的診断面接は、その瞬間に得られた材料によって、次に聞くべき事柄を決定するということの繰り返しです。ただ漫然と情報を集めるだけでは、仮の診断にさえも到達できません。しかも、そのとりあえずの仮の診断によって即刻治療を開始する必要もあります。

心理臨床に目を向けてみれば、心理臨床におけるアセスメントも基本は医学的診断と変わらない機能を持っています。心理臨床においてアセスメントすべきは患者のこころのあり方や精神病理となります。ところが、精神分析的オリエンテーションを有する事例検討会で若手の心理臨床家がケースを提示する際に、アセスメントの結果すなわち力動的定式化を尋ねても、十分に答えることができない人がいます。そのような臨床家に、心理検査の選択やセラピーの方針の策定の根拠を尋ねても、やはり明確に答えることができません。答えることができたとしても、説得力があるとはとても言えないレベルです。ただ、認知行動療法を専門とする心理臨床家はこのあたりのことがきちんとできる人が多いという印象があります。認知行動療法と医学が比較的葛藤がない関係を持てるのは、そもそも発想が近いということもあるでしょうが、医学の世界で当たり前のことを認知行動療法も比較的共有しているという事情もあるようです。問題は、力動的心理療法を専門とする若手の臨床家です。この本の読者であるみなさんは、アセスメントについてもう一度よく考えてみてください。そして、力動的定式化に基づく方針の策定という筋道の下、素材を十分に検討し、その内容を記録に残してください。アセスメントは、一度したらそれで終わりというものではありません。人のこころのあり方は、数回の面接や心理テストで十分に理解できるようなものではありません。経過の中でその一部がやっと浮かび上がってくる場合がほとんどです。アセスメントは常に更新されなければなりません。だからと言って、セラピーに入る前のアセスメントを軽んじることはできません。それはそれで十分にする必要があります。十分というのは正しいアセスメントをするという意味ではなく、その時点で理解できることは最大限しておくという意味です。その上で、心理療法過程の中でアセスメントを更新していくのです。要するに、セラピストはアセスメント面接において最大限の力を注ぎ、患者のこころのあり方や精神病理を理解するように努めるのですが、セラピーが始まったら、それに拘らずに常にアセスメントを更新していくという態度を取ることが大切です。アセスメントの変遷も重要な素材ですので、アセスメントの内容はその都度、まとめて記録しておくことが必要です。

アセスメントの内容

さて、アセスメントはセラピーの方針を策定するために行うと言いました。セラピーの方針を策定するためには、私たちは患者の何を評価する必要があるのでしょうか？　まずは、患者のこころのあり方と精神病理ということになります。これは医学的アセスメントと共通する部分です。また、患者を取り巻く環境のアセスメントも重要です。特に、思春期患者の場合は家庭や学校の及ぼす影響が相当に大きいので、環境のアセスメントはセラピーの方針の策定に大きな影響を及ぼします。たとえば、患者が虐待的環境に置かれているならば、個人心理療法どころではなく、まずはマネージメントを先行させる必要があるでしょう。マネージメントについては第五章で改めて詳しく説明します。そして、精神分析をはじめとする力動的心理療法の適応を評価する上で、最も大切なアセスメントは患者の動機づけの評価です。私たちは、精神分析的心理療法の適応を考える上で、病理の重篤度を基準に考えがちです。たとえば、精神病は精神分析的心理療法の適応ではないなどです。しかし、病理の重篤度を考慮に入れるべきではありますが、それよりも大切なのは動機づけです。重篤な病理を有する患者でも、精神分析的心理療法に対する動機づけがあればセラピーを導入することは可能です。健康度が高い患者であっても、動機づけが乏しければ、精神分析的心理療法の適応ではありません。

アセスメント面接の肝は動機づけの評価です。しかし、この動機づけの評価は一筋縄にはいきません。そのもっとも大きな理由は、精神分析的心理療法が何かということを患者は知らないということです。場合によっては、患者の知的水準が高いため、あるいは、患者自身が心理臨床家であるために、精神分析に関する知識を持っている場合もあります。しかし、精神分析的心理療法が何かをわかるためには、精神分析的心理療法を受ける必要があります。世の中には体験しないとわからないことがあるのです。それゆえ、基本的に、患者は精神分析的心理療法が何かわかっていないと考えるべきです。問題は、知らないものへの動機づけとはいったい何を意味しているのかということです。

まず、この動機づけは意識的なものではありえないということを認識しましょう。換言すれば、意識的な動機づけはまったく当てにならないということです。患者がいくらことばの上で、精神分析的心理療法についての動機づけを語っても、その言動を動機づけのアセスメントに使用することはできません。私たちが評価すべきは、無意識的な動機づけです。無意識的な動機づけとは何なのでしょうか？　それはいったいどうようにして評価できるのでしょうか？　そもそも、患者が知らないことへの無意識的動機づけという考えに意味があるのでしょうか？

これらの問いには正解がありません。このような問いは、精神分析的心理療法の目的は何かという問題と関連しており、その問題に関しては、各々の臨床家が、自分の臨床観と人生観に沿って決定することができるだけです。ここでは、読者のみなさんの参考のために、私の個人的考えを述べます。

精神分析的心理療法における無意識的動機づけとは、他者との関係の中で、何かを体験し、想いをめぐらせ、何らかの影響を受け入れ、自分が変わることを望んでいるということであると私は考えます。この希望はあくまで無意識的なものです。無意識的動機づけは、無意識的希望と呼んでも差支えありません。この無意識的希望は、私が精神分析の理念と考えていることと一致しています。それゆえ、セラピスト側から考えると、精神分析的心理療法の適応は、患者に精神分析的体験を与えることがその患者の役に立つのか否かという点から判断されることになります。念のため強調しておきますが、病理の重篤度のアセスメントも重要です。重篤な患者の場合、たとえ無意識的動機づけを持っているとしても、支える環境がない、あるいは、乏しい状況では、精神分析的心理療法の導入は危険です。

2　思春期患者のアセスメントにおける困難

ここまで、アセスメント面接の原則について説明してきました。思春期患者の場合は、原則は変わりませんが、思春期特有の困難がいくつかあります。

まず、思春期の若者は大人ほど言語化能力が高くありません。私たちがアセスメント面接で得る素材は、事実だけではなく、その事実にまつわる情緒も含まれます。思春期の若者は、事実の説明にしても、それにまつわる情緒の説明にしても、大人と比べると不十分にしかできません。

正常発達としての非協力

次に、すでに述べたことですが、思春期の若者の大人へのアンビバレンスや反発、そして彼らのスキゾイド的心性が問題となります。そもそも彼らは、大人であるセラピストに対して、自らの問題を否認したり、あるいは、それを説明することを拒否したりします。また、セラピストが情報を得ようとして質問することを侵入的と捉えることもままあります。このことと関連して、心理検査を受けることを拒否する場合も少なからずあります。子どもであれば、プレイや行動を通してさまざまなアセスメントの素材を提供してくれますが、思春期の患者の場合は、アンビバレンスや拒否も素材には違いないとはいえ、それは思春期の正常発達という側面もあり、アセスメントの素材としては十分とは言えません。ここで注意を喚起しますが、彼らがアセスメントに非協力的であることをセラピーへの抵抗としてのみ捉えることは、アセスメントにおいてだけではなく、セラピーの観点からも望ましくありせん。今しがた述べましたように大人へのアンビバレンスや拒絶は思春期の正常発達という側面もあるのです。私たち心理臨床家の仕事は、思春期の患者が正常発達に乗ることを助けることです。彼らのアセスメントへの非協力をポジティブなものとして理解し、受容することが治療的である場合もあります。

かくして、思春期の患者のアセスメントについては、大人や子どもと比べて、必要な情報を得ることが一層困難となっています。そこで、ひとつの対処方法として思い浮かぶのが、家族からの情報収集です。精神分析的心理療法のアセスメントの素材は、外的現実ではなく心的現実ですので、第三者からの情報には本人からの情報ほどの価値はありませんが、本人から情報を得られないという状況があるならば、致し方ない部分もあります。しかし、ここで注意が必要です。セラピストが自ら、家族、通常、親から情報を得ると、思春期の患者はセラピストと親が通じ合っているという空想を抱きがちです。この空想を心理療法的に扱うことにも大きな意味がありますが、セラピーの初期にこのような空想が大きくなり過ぎると、そもそもセラピーの継続に危機が生じてしまいます。職場環境によっては難しい部分もあるかもしれませんが、親からの情報取集はセラピスト本人ではなく、同僚が行った方が安全です。たとえば、私が精神科病院に勤めていたときは、思春期患者本人から経過や状況についての話が聞けそうにない場合は、ケースワーカーに親面接を依頼していました。ただ、職場の環境によっては同僚に依頼することが難しい場合もあるでしょう。そのような状況では、私は思春期の患者本人の前で、同意を取った上で、親から経過や状況について聴取しました。これも結構難しい側面もあるのですが，患者と親の相互作用が目前で展開するので，アセスメントの素材が豊富に登場することもありました。ただ，やはり本人を目の前にすると，親が大事なことを言わない場合が多々ありますので，不利な面もあります。

結局のところ，思春期のセラピーにおけるアセスメントでは，何らかの判断を形成するための経過や，それにまつわる患者の情緒などの情報を得ることは困難であるとの結論になります。セラピストが情報を得ることに固執すると，セラピーの中断などの重大な危機を招く可能性があります。それゆえ，セラピーは十分なアセスメントなしにスタートせざるを得ない場合も少なからずあります。その場合は，慎重かつ安全な方法でスタートすることになります。しかし，セラピーに持ち込まれた素材については評価することができます。というより，このような事情から思春期のセラピーに関しては，大人や子どもの患者の以上に，今‐ここで展開している素材を十分に評価することが重要となります。精神分析的心理療法を引き受けるというのは，患者にとってもセラピストにとっても，人生の一大事です。経過などの情報を十分に得ることが難しいとはいえ，セラピストは自分にとっても患者にとっても，必要十分な判断素材を得て，精神分析的心理療法の適応について考えるべきでしょう。そのためのひとつの方途は，今‐ここで展開している素材を基に，患者のこころのあり方や病理を評価することです。むろん，これは大人でも子どもでも変わらない事柄ですが，思春期の患者の場合には，この部分に頼る割合が高くなるので，一層感覚を研ぎ澄ませる必要があります。

動機づけの評価の困難さ

アセスメントの機能は、患者のこころのあり方と精神病理についての評価、および、患者の動機づけの評価と述べました。こころのあり方と精神病理の評価は、大人や子ども以上に難しいことを説明してきましたが、動機づけの評価についても同様のことが言えます。

まず、思春期の患者は、自らの意思でセラピーの場に現れることが、大人の患者と比べるとはるかに少ないという事情があります。つまり、思春期の患者が意識的動機づけを持っており、それを言語的に語るということはまず期待できません。さきほど、意識的動機づけは当てにすることができないと述べましたが、それでもないよりはましという事情もあります。それはやはり精神分析的心理療法には契約という非常に重要な事柄が存在するからです。契約はできれば文章で、少なくとも口頭でなされる必要があります。契約には、面接の場所、曜日、時間、休暇、限界設定、料金、キャンセルの扱いなど必要にして十分な内容を盛り込みましょう。特に思春期の患者の場合は、行動化傾向が認められますので、限界設定についてはあらかじめ患者と話し合っておく必要がありますす。その上で、契約を結ぶ作業の中で意識的動機づけの確認は必須の作業となります。しかし、この作業が思春期患者の場合は難しいのです。

ところで、子どもの場合はどうでしょうか？　子どもの場合、本人の意思でセラピーの場に現れることは、思春期以上になさそうです。しかし、子どもは基本的に大人の援助を求める存在と考えてよいと思います。それは生物学的にも、社会的にも事実ですので、子どものアセスメントは心理的援助の動機づけの評価よりも、いなかるセラピー技法が望ましいかという選択判断が主となります。子どものセラピーにおける動機づけの評価は、子ども本人に向けて行われるよりも、親に対して行われるべきです。親が子どもをセラピーに連れてくることが、子どものセラピーが成立する前提です。子どものセラピーのアセスメントにおいて、親の動機づけの評価は相当に重要な一部を占めます。児童養護施設等、施設における子どものセラピーも事情は同様です。動機づけ評価の対象が、親ではなく、施設そのもの、施設の管理者、施設の職員に変わっただけです。

思春期の患者も、子どもと同様に親に連れて来られる場合が多いでしょう。しかし、親の動機づけのアセスメントで事足りるかと言えば、そうもいきません。というのも、思春期の患者の場合は、親がセラピーを受けて欲しいと思っても、それに抵抗できるだけ心身が成長しているという事情があるからです。要するに、思春期患者は、子どものように自らの意思でセラピーの場に来るわけでない上に、大人のように自分の意思でセラピーを止めることができるということになります。このことに、思春期の若者が大人であり子どもでもある、そして、大人でもなく子どもでもないという事実にまつわる難しさが表れています。

一方、大人であれば、家族の意向がどうあれ、本人がセラピーの必要性を実感すれば、セラピーは継続しますが、思春期の場合は本人がセラピーを必要だと感じても、親がその価値を認めないとセラピーは中断しがちです。本人の変化が家族力動に脅威を与え、親をはじめとする家族がセラピーに抵抗するという事態は、私たち臨床家にとってお馴染みのものです。また、心理的抵抗は容易に現実化されます。それは、料金を払っているのが親であるという事実に負うています。セラピストが親とある程度の信頼関係を結ぶことの重要性はすでに指摘していますが、それ以前に、親の動機づけや家族力動の評価が思春期の患者のアセスメントに関してはきわめて重要です。

また、思春期の患者の場合は、大人以上に難しいとはいえ、本人の動機づけの評価をできるだけ十分にした方がよいでしょう。むろん、これは無意識的動機づけの評価となりますので、そもそも難しい事柄です。無意識的動機づけの評価の最後の決め手はセラピストの直観です。と言ってしまうと、読者のみなさんはがっかりしてしまうでしょう。直観は自分でコントロールできるものではありませんし、それを磨く訓練も難しいとなり、さらにはどれくらい当てになるのか疑わしいときています。しかし、患者の無意識をキャッチするのは、セラピストの無意識です。そして、セラピストの中の喚起された無意識が逆転移を生成します。セラピーにおけるセラピストの直観とは、ある種の逆転移です。私は、動機づけの評価を直観に従って行うように読者のみなさんに勧めているのではありません。直観という素材を基に、患者の無意識的動機づけを評価するようにすればよいのではないでしょうか。

解離性同一性障害を持つ十代半ばの女性の事例を取り上げてみましょう。

彼女は、福祉機関から紹介された事例ですので、私は経過については把握していました。解離性遁走で行方不明になり、警察に保護された後に、入院目的で紹介されてきました。初回は、両親に連れられてやってきました。彼女は、大人びた雰囲気で、年齢よりも大人に見えました。態度は投げやりで、私に対する警戒心を隠しませんでした。入院にはかなりの抵抗を示しましたが、説得により不承不承同意しました。同意が得られたので、任意入院としました。しかし、入院したその日の夜に粗暴な交代人格が出現し、暴力行為を働きました。そのため、当直医により保護室が使用されました。翌日、私が面接すると、また別の交代人格にスイッチしており、自分は入院に同意していないから退院させろと私に迫りました。私は、一方でうんざりした気持ちを抱きながらも、彼女は援助を求めているとも感じました。私は自分の中に生まれた直観について想いをめぐらせ、この一連の出来事の意味について考えてみました。彼女は援助を求めているという私の感覚は、世話をする親的な逆転移と理解されました。私が世話をする親の役割を担い、彼女が世話される子どもの役割を担っているようでした。初回の彼女の印象は大人びた雰囲気というものでしたが、この日の彼女の印象は駄々をこねている子どもの雰囲気でした。交代人格現象を伴う行動化は、治療抵抗という文脈も有しているようでしたが、退行という意味合いもありそうでした。私は、逆転移を基に、彼女が退行したのは、治療に希望を持ち、私に対して依存的感情を抱いたためだろうと理解しました。彼女は治療に希望を持ったがゆえに、自分の問題の一端を入院という設定の中で表出したのでしょう。私は彼女の行動化の無意識的コミュニケーションの部分を受け取ったのでした。私は、彼女に改めて入院治療の必要性を説明しました。すると、彼女は怒りも顕に、「もういい」と吐き捨てて、病棟の面接室を飛び出していきました。私は、両親を呼び、状況と治療の必要性を説明し、医療保護入院の導入を決めました。そして、再び、彼女を面接室に呼び、医療保護入院に切り替えた旨を伝えました。彼女は、ふて腐れた態度を取っていましたが、それ以上抵抗しませんでした。その後しばらくの間、彼女は私に対して不信感を表していましたが、私が一貫した態度で彼女の面接に臨んでいると、徐々に私との間で信頼関係が醸成されていきました。また、彼女の生活史等の情報は、ケースワーカーが両親に聴取することによって得ました。この入院期間中は、構造化された心理療法を導入せずに、彼女の状態の安定化とアセスメントに充てました。彼女の病理は重篤と判断されましたが、先ほども述べましたように、彼女は私との治療に希望を抱くことができると考え、精神分析的心理療法に対する動機づけを持っていると評価しました。また、入院治療を通して、彼女の両親も私に対してある程度の信頼を寄せるようになっていました。入院中、両親と数回にわたる面接を行いましたが、両親の言動や雰囲気から、両親も彼女のセラピーに希望を持っていると評価されました。そして、退院後に精神分析的心理療法が導入されました。

3　方針の策定

方針を策定する前に、私たちは思春期の患者にセラピーを提供する目的について考える必要があります。先ほど、無意識的動機づけについて説明した際に、目的について少々触れました。この項では、もう少し別の観点から説明を加えたいと思います。

精神分析的心理療法の目的は何かという問いに対する答えは、それぞれの臨床家が自分の頭で考えて、定めればよいと思います。私は私の考えの一端をここで述べますが、それは個人的なものであり、正解ではないということを強調しておきます。

私は、精神分析的心理療法の目的は、患者に精神分析的体験を与えることを通して、患者のこころがより自由になったり、より大きなゆとりを獲得することだと考えています。結果として、問題や症状が軽減するかもしれませんが、それはおまけです。大人のセラピーであれば、この目的に沿って、現実が許す限り徹底的にセラピーをやり抜くことになります。この目的は精神分析的心理療法を終わりなきものにしますので、終結は常に現実的要因に基づきもたらされることになります。こころの自由やゆとりは質的・絶対的なものではなく、量的・相対的なものですので、私が考える目的を採用すると、目的を達して終結という事態はあり得ません。もちろん、これくらいで十分だろうという判断が、患者かセラピスト側に生じる場合もあります。そのような判断は、すべて転移-逆転移だと断じておきましょう。精神分析的心理療法は、目的を達することによって終結に至るのではなく、現実的要因によって終結がもたらされるのです。そして、その終結もまた心理療法的に扱われるべきものであると私は考えています。

発達促進という観点

さて、さきほど、「大人のセラピーであれば」と言いました。思春期のセラピーは大人とは異なる視点が必要です。それは、思春期のこころはまだ発達過程の真っただ中にあるという事実から要請されます。思春期のセラピーには発達援助という視点は欠かせません。思春期のセラピーは現実が許す限り徹底的にという方針ではなく、発達促進という観点に立ち、柔軟にという方針とすべきでしょう。たとえば、ある局面でセラピーへの抵抗が高まり、思春期の患者が中断を申し出るかもしれません。通常の大人のセラピーであれば、この行動の意味を解釈すべきでしょう。思春期の患者の場合は、この行動の意味を考えて、たとえ抵抗や何らかの病理の表れであっても、この行為を許容することが発達促進的であると判断されれば、解釈せずに中断を受け入れるという選択もあり得ます。あるいは、セラピーの中に表れ出た素材についても、解釈を投与するよりも、解釈を控えた方が発達促進的であるという場合もあり得ます。というのも、思春期においては、さまざまな空想、欲望、葛藤を表出するよりも、こころの中に留めることができるようになる方が重要な場合もあるからです。思春期の若者が依存と自立の葛藤の中で何らかの行動を起こすことは、日常生活においては発達促進的意義を有する場合もあります。セラピーという非日常的場面においても、それがたとえ反‐セラピー的であったとしても、それを許容することが発達促進的である場合もあるということです。思春期の若者には試行錯誤する時間と空間が必要です。思春期の患者に対する精神分析的心理療法が発達援助という観点を含みこむ臨床の場であるならば、行動を通しての試行錯誤は許容されるべきでしょう。

思春期の患者への精神分析的心理療法の目的が発達援助であるとするなら、方針は何が発達促進的かという観点から自ずと決定されます。当面の安定化がまず重要であると判断されれば、マネージメントと支持的心理療法の併用となるでしょう。行動面の変容がよい影響を与えそうだと判断されれば、行動療法の適応かもしれません。認知に働きかけることが適切かつ安全と判断されれば、認知療法を試みてもよいでしょう。こころの無意識的部分を心理療法的に扱うのが適当だと判断されれば、精神分析的心理療法をはじめとする力動的心理療法を行うことになります。また、セラピーの進展の度合いによって、必要とされる臨床技法も変更されたり、あるいは、併用されたりするかもしれません。基本方針は「柔軟に」ということです。

ただ、理念としては柔軟さを基本方針としてよいと思いますが、この基本方針は特に初心のセラピストが実践する精神分析的心理療法に困難をもたらします。というのも、柔軟に構えると、逆転移のモニターが難しくなるからです。ある一定の設定、技法を用いるからこそ、逆転移のモニターが容易になるのです。柔軟さという理念が言い訳として用いられ、セラピストの行動化が正当化される危険性があります。しかし、残念ながら、この事態への特効薬はありません。セラピストはそれでもやはり柔軟に構えるべきです。セラピストにできることは、自分の臨床行為がいかなるものであっても、そこには、逆転移に絡めとられた行動化がひそやかに存在することを肝に銘じ、逆転移のモニターに努めることぐらいです。初心のセラピストは、やはりスーパーヴィジョンを受けるか、事例検討会を活用した方が無難でしょう。

さて、十分にアセスメントを行い、精神分析的心理療法の適応であると判断されたら、いよいよセラピーに乗り出すときです。次章から、セラピーのそれぞれの段階について説明していきたいと思います。

第五章　心理療法の初期──マネージメントの時期

思春期の心理療法の初期はマネージメントを中心とする時期です。どの程度のマネージメントが必要かは、ケースによりさまざまです。マネージメントは、大人や子どものセラピーにおいても必要とされる場合もあります。大人のセラピーにおいては、マネージメントは主としてパラメーターとして受け取られているようです。つまり、大人の患者にマネージメントを提供するのは、通常、セラピーを実践する状況を整えるため、あるいは、セラピーに危機がもたされた場合の窮余の策として、などとなっています。私はこのような考えに与するものではありません。私は大人のセラピーにおいても、マネージメントをパラメーターとしてではなく、心理療法として実践していきます。そして、とりわけ思春期の心理療法においては、マネージメントを心理療法として一層積極的に実践することが大切だと考えています。それゆえ、特にこのことを強調するために、本書ではマネージメントを心理療法の初期段階として位置づけたいと思います。また、子どものセラピーにおいては、マネージメントは通常、家族（主として親）に対してなされます。一方、大人のセラピーにおいては、マネージメントは通常、本人に対してなされます。むろん、必要に応じて家族に対してなされる場合もあります。大人のセラピーの場合は、マネージメントをほとんど要しないケースもあります。思春期の患者のセラピーにおけるマネージメントは、家族に対しても、本人に対しても、多かれ少なかれ必要です。

1　マネージメントを含む設定

まず、子どもと大人のセラピーの設定を検討した上で、思春期のセラピーの設定を考えてみましょう。

子どものセラピーと大人のセラピー

子どものセラピーの設定はいたってシンプルです。子どものセラピーを担当するセラピストは心理療法を実践し、親面接を担当するセラピストが親にマネージメントを提供すればよいのです。この設定ならば、子どものセラピーを担当するセラピストは心理療法に専念できます。この設定はスタンダードなものでしょう。このように設定することが困難な職場もあるでしょうが、私たちは現実の中で働いているので、使える資源を最大限使用し、できるかぎりスタンダードな設定に近づける努力をすることしかできません。しかし、できる範囲でやるしかありませんが、設定に労力を費やすことは心理療法において最も実りが多い作業です。それだけ設定が重要だということです。

大人のセラピーの設定も、ある程度のスタンダードがあります。それはＡ‐Ｔスプリットです。これは、患者にマネージメントを提供する管理者と患者にセラピーを提供するセラピストを分けるという設定です。この設定の利点は、管理者が環境を整える中で、セラピストが心理療法に専念できるという点です。無意識的素材を扱う作業はきわめてデリケートなものですし、その作業には逆転移の吟味が不可欠です。セラピストがマネージメントに気を取られると、逆転移の吟味を行うこころのゆとりがなくなってしまいます。そのような意味で、特に初心のセラピストにとっては、Ａ‐Ｔスプリットはやりやすい設定だと思います。もちろん、現実的状況によっては、Ａ‐Ｔスプリットが困難な場合もあります。さらには、一見Ａ‐Ｔスプリットになっていますが、管理者に十分なマネージメントを提供する能力がなく、実質的に機能していないという状況もよく見聞きします。この場合は、セラピストが管理者も兼ねることになります。このような設定は、セラピストに負担と困難をもたらします。しかし、この設定にも利点がないわけではありません。それは、セラピストが心理療法の一環としてマネージメントを提供できるという利点です。この後に説明しますが、マネージメントは心理療法と同等の機能を有しています。特に重篤な病理を有する患者の場合、マネージメントが現実的に必要となります。その際にも、単に状況を現実的に抱えるためにマネージメントを提供するのではなく、そこに立ち現れた状況が患者のこころのあり方や病理を反映していると理解し、それを解釈などの精神分析的技法で扱う代わりに、マネージメントで扱うことを通して、セラピーが展開するというプロセスは、経験のあるセラピストならばお馴染みのものでしょう。

思春期のセラピー

さて、思春期のセラピーについて考えてみましょう。思春期のセラピーの設定は子どものセラピーと大人のセラピーの間にあります。子どものセラピーと同様に親などの家族へのマネージメントは必須です。また、思春期の患者は本質的に行動化傾向を有していますので、重篤な病理を持つ大人の患者同様に、本人に対するマネージメントもほとんど必須です。基本的設定は、子どものセラピー同様に、親担当が親に対するマネージメントを行い、本人担当のセラピストが思春期の患者にセラピーを提供するという設定が望ましいでしょう。問題は、本人に対するマネージメントは誰が行うのかという点です。私は、思春期の患者のセラピーに関しては、マネージメントを心理療法として提供するという姿勢に立ち、本人に対するマネージメントを本人担当セラピストが行うのがよいと考えています。このことは思春期のセラピーの目的のひとつが発達援助であるという私の信念とも関係しています。発達援助という観点に立つと、セラピーには柔軟性が必要となります。マネージメントの提供はセラピストの柔軟性の発揮のひとつと考えてよいでしょう。要は、精神分析的心理療法を厳格に実践するのではなく、必要なときに必要なことをするということです。先ほど述べましたように、私は、大人のセラピーは無意識的素材を徹底的に心理療法的に扱うことを目的としてもよいと考えていますが、思春期のセラピーは発達援助が目的であり、発達のプロセスに乗れば、それ以上無意識的素材を徹底的に扱う必要はないと考えています。むろん、大人と同様徹底的に扱う方が望ましいケースや、それを望む思春期の患者もいるかもしれません。私が述べている意見は、原則についてであり、実際はケースバイケースでセラピストが自己の責任において判断すればそれでよいと思います。

また、思春期の患者の多くは中学校や高等学校に所属しているので、家族だけではなく、学校に対してもマネージメントを行う必要性が生じる場合があります。このマネージメントも可能であれば、親担当が当たることが望ましいでしょう。家族と学校の関係に問題がある場合も多々ありますので、親担当が学校とも連携を取ることで、思春期の患者本人を取り巻く環境全体を理解し、それを整えることが可能となるでしょう。

2 マネージメントを行う上での注意

セラピストの柔軟性という箇所ですでに注意を喚起しましたが、重要な事柄なので、もう少し詳しく説明しておきたいと思います。必要なときに必要なことをすると言いましたが、マネージメントを提供する際には、常にそれが逆転移に突き動かされたセラピストの行動化である可能性を考慮に入れる必要があります。必要なことをしているという意識によって、たちまち行動化が正当化されてしまいます。マネージメントがセラピストの行動化となっている場合もあるという視点を常に失わないことが大切です。いや、これは正確ではありません。あらゆるマネージメントはセラピストの行動化です。精神分析においては、セラピストの行動化はセラピストの未熟さや失敗を意味するとされがちです。そういう文化に慣れ親しんだセラピストは、行動化しないように努めます。しかし、精神分析的心理療法が扱う素材は主として無意識的なものです。患者の無意識的素材をキャッチするのはセラピストの無意識です。それは無意識である以上、セラピストも即座に意識することはできません。まずは、何らかの自分のこころの動きや行動を介して、逆転移の存在を感知するところから始めます。セラピストは自分の無意識の動きを知り、それを基に患者の無意識を理解するわけです。つまり、患者の無意識を理解するためには、セラピストが何らか動かされる必要があるるわけです。つまり、患者に動かされまいとするセラピストは、患者のコミュニケーションを拒否しているということに他なりません。セラピストは自分が動かされることに開かれていなければなりません。むろん、セラピストの行動化がセラピーに破壊的影響を与えるほどであってはなりません。セラピストは自分の行動化が必要最小限となるように訓練を受けるべきです。これはなかなかに難しいことです。

セラピストはマネージメントを行う際に、それは基本的にセラピストの行動化であると認識すべきです。それゆえに、セラピストは、マネージメントを実践する前に、そのようなアイデアが浮かんだ背景にある転移状況について想いをめぐらせるとよいでしょう。そして、転移状況を十分に理解したうえで、必要に応じてマネージメントを実践してください。それでも、マネージメントはやはりセラピストの行動化であることには違いありません。したがって、セラピストはマネージメントが転移状況にいかなる影響を与えるかについて注意を払い、その結果生起した転移状況を理解し、心理療法的に扱うことになります。

3　マネージメントの意義

ここまで、私はマネージメントが心理療法と同等の機能を有していると述べています。このことにはいくつかの意味合いがあります。

退行から前進のプロセスを抱える

まず第一に、マネージメントを通して、思春期患者が発達や成長の方向に向かう状況を提供するという意味合いがあります。これは、重篤な病理を有する大人の患者でも同様のことが言えます。そのような患者は、精神分析的心理療法の中で、深い退行を示す場合があります。その退行が十分な深さに達することを可能にする状況をセラピストが持ちこたえると、患者は自然と前進し、心理療法は進展します。思春期の患者は、重篤な病理を有する大人の患者同様、行動化傾向や退行傾向を有しています。これらの傾向はむしろ、思春期の患者の健康さやセラピーへの反応性を示しているのですが、セラピーの展開やそこに伴う困難さは重篤な病理を有する大人の患者と似ています。そして、退行から前進というプロセスも基本的には同一のものです。このプロセスが心理療法の中で進展することを許すために、セラピストはマネージメントを通して状況を抱える必要があります。私は、退行から前進というプロセスが心理療法の本質のひとつであると考えています。この観点に立てば、マネージメントは心理療法と同じ機能を有していることになります。

行為を通しての解釈

次に、マネージメントにはセラピストの行為を通しての解釈という意味合いがあります。さきほど、すべてのマネージメントはセラピストの行動化と言いましたが、解釈がセラピストの行動化である場合もあります。マネージメントと解釈の違いは、解釈は精神分析における特権的技法の位置にあるため、行動化とされない傾向があるというだけです。むしろその分、解釈行為の方が、セラピストの行動化の部分が見えにくいという難しさもあります。ところで、解釈は、患者が持ち込んだ無意識的素材を逆転移を通して理解し、その理解した内容を患者に伝える行為です。一方、マネージメントは、患者が持ち込んだ無意識的素材を逆転移を通して理解し、その理解した内容に基づき、何らかの具体的対処を提供するという行為です。解釈もマネージメントも途中までのプロセスは同一です。最後に、患者にことばで無意識的素材についての理解を伝えるか、理解に基づく具体的なマネージメントを提供するかの違いがあるだけです。すなわち、マネージメントは、セラピストの行為による解釈であると考えることができます。セラピストはマネージメントを実践することで、自らの理解を非言語的に患者に伝えているのです。

患者のこころの支持

心理療法には、患者のこころを支持する機能もあります。思春期の患者に限らず、最初にセラピーの場に現れるとき、患者は多かれ少なかれ混乱しています。まずは、その混乱を多少なりとも収めることが必要です。マネージメントには、患者の心身を安定させる機能があります。すなわち、マネージメントは支持的心理療法と同等の機能を有しているのです。

このようにマネージメントは、心理療法と同じ意義をいくつか有しています。思春期の患者のセラピーは、大人のセラピーといささかその性格を異にします。思春期の若者は大人への葛藤やアンビバレンスを抱えています。そして、彼らは言語的表出能力が未熟です。さらに、彼らには衝動性や行動化傾向があります。これらの特徴を踏まえると、思春期の患者のセラピーの初期には、患者の心身の安定を図りつつ、持ち込まれた素材を心理療法的に扱うという方針が適当であり、その方途は主としてマネージメントということになります。もちろん、セラピーの初期に解釈をしてはいけないということではありません。持ち込まれた素材を解釈で扱うことが適切な局面もあると思います。要は、マネージメントで素材を扱う可能性にセラピストが開かれているということが大切です。マネージメントも解釈同様、患者が持ち込む素材を扱う技法です。初期においては、マネージメントで素材を扱うことが適切な局面が多いということです。

4　マネージメントの実際

マネージメントについては初心のセラピストはイメージを持ちにくいところもあるでしょう。心理臨床家のトレーニングということに関しても、マネージメントについて訓練を受けるという状況があまりないということもあります。それゆえ、この項では、いくつかの臨床ビネットを引き合いに出して、マネージメントの実際をスケッチしてみましょう。

まずは、境界性パーソナリティを持つ女子高校生の事例です。

彼女は、週に一回の心理療法を私に受けていました。あるとき、家族関係の葛藤が表面化する事態が生じました。そのため、彼女の情動は不安定となり、抑うつや不安などの症状が悪化しました。彼女は、症状の悪化を理由に入院を希望しました。入院により、葛藤的家族状況から避難したかったのでしょう。私は、彼女がやや退行し、万能的な保護的対象を私に投影しているのだろうと理解しました。そして、家族は悪い対象を引き受けているようでした。私は、このとき、彼女が私や家族に向けている投影を言葉で解釈することは彼女の発達を阻害すると考えました。彼女は、自分の中に抱えられない葛藤を分割し、私や家族に投影したのです。それを言葉で解釈することは、投影されたものを彼女の中に押し戻すことになります。抱えきれないから投影したわけですから、それをすぐさま押し戻されても、彼女には抱えられるはずもなく、再び投影や行動化で排出するだけでしょう。私は、彼女の投影を一度受け入れる必要があると考えました。そして、しばらくその投影物を私が預かり、それを彼女がこころの中で抱えられるようになるまで保持しておくことにしました。

大人は思春期の若者を投影をある程度受け入れてあげる必要があります。それは、思春期の若者の発達に必要な措置であると私は考えています。その投影物は、彼らがそれを自分の中で抱えられるようになったら、返してもよいでしょう。しかし、私たち臨床家の役割は、思春期の若者が投影したものを本人に返すことではなく、彼らが自分の中に葛藤や不安を抱えられるように援助することなので、返す返さないは本質的ではなく、必要に応じてケースバイケースでよいと私は考えます。セラピストが一生預かってあげてもよいものも中にはあるでしょう。

彼女のケースに戻りましょう。私は、彼女の希望を聞き入れ、入院を設定しました。私は万能的な保護的対象を引き受けたわけです。私はこのような転移状況を理解した上で彼女の投影を引き受けたのでした。これは、解釈の代わりに、マネージメントを行うことで、行為により解釈をしたことになります。むろん、ここにはふたつの陥穽があります。ひとつは、このマネージメントがセラピストの行動化であるということです。もうひとつは、良い対象と悪い対象が分割されたまま、セラピストと家族に投影されているので、分割が保持されてしまうということです。

セラピストの行動化の面については、セラピストが常にマネージメントを正当化せず、その行動化の部分を内省することで、破壊的な事態が起こったり、転移‐逆転移が必要以上に錯綜することを防ぐことができます。私はこのとき、自分が行動化に及んだことを自覚しており、それをまた心理療法の中に収容していく作業が必要になることを理解していました。要するに、常にセラピストが考え続けることが大切だということです。

次に、分割の問題について述べます。分割を統合するためには、その分割自体を心理療法的に扱う必要があります。しかし、まず、患者はそうせざるを得ないから分割という手段を使っているという事情を理解するべきです。そのような患者に分割を解釈してみても、不安が高まり、否認したり、分割が強固になるだけでしょう。私たち臨床家の仕事は、分割を解釈し、それを患者に直面させることではなく、患者が分割を使わなくても、葛藤や不安をこころの中で抱えていくことができるように援助することです。また、分割には病理的意味合いだけではなく、正常発達的意味合いもあります。子どもは、悪い対象と良い対象に分割し、良い対象との良い関係の中で良いものを取り込み、吸収するのだと思います。それゆえに、分割を性急に統合せず、しばらく許容することもときに必要です。さらに言えば、分割され、当初はセラピー関係の外に投影された悪い対象も、やがてはセラピストに投影されるものだという事実もあります。

彼女の入院後の経過についても触れたいと思います。

彼女は、入院して安心したのか、症状はすぐに改善しました。すると、今度は入院における対人関係上のストレスを訴え、私に退院を訴えました。悪い対象は家族から、病棟に入院している他の患者に移し替えられたようです。そして、私は、彼女を入院させているという意味では悪い対象であり、彼女を退院させることができるという意味では理想的な保護的な対象でもありました。分割がセラピストと家族の間に生起しているという事態から、ひとりのセラピストのふたつの面に生起している事態に変化したようです。ひとりのセラピストに対して両方の対象が投影されているとはいえ、このときの感触は、まだ統合されるところまでは至っていないようで、分割の雰囲気でした。しかし、統合への萌芽を触知することはできました。私は、分割について言語的に解釈した上で、マネージメントとしては彼女の退院を認めました。これは、彼女が言語的解釈を利用することができるタイミングであったという判断と、それでもまだ言葉による解釈だけではなく、行為による解釈も必要な段階であるという判断からでした。

次に、不登校を主訴とするスキゾイド的心性を持つ女子高校生の事例です。

彼女が不登校に陥った誘因のひとつは担任との関係でした。担任は熱心な教員であり、スキゾイド的心性のためにクラスで孤立していた彼女に積極的に働きかけ、不登校に陥った後も家庭訪問などで彼女にかかわっていました。しかし、その担任の熱意やそれに基づく行為が彼女のスキゾイド的心性を刺激し、彼女は一層担任からひきこもり、登校できなくなっていました。一方、私は受動的な姿勢を保ちつつ、当初は解釈も控えめだったこともあり、彼女のスキゾイド的心性に脅威を与えることがあまりなかったようでした。私は、担任が侵入的な悪い対象を引き受け、私が見守る良い対象を引き受けていると考えました。ここでも前の事例と同様に分割が存在していました。彼女の主訴である不登校の根底に悪い対象からのひきこもりという問題があったのですが、それは心理療法の外側で展開していました。私は、それを心理療法の内側に収納する必要を感じていました。私は、この転移状況を解釈によって扱うよりも、マネージメントを行うことにしました。理由はふたつあります。ひとつは、私がこの転移状況を解釈によって扱うと、私も担任同様侵入的で悪い対象になり、そうなると、彼女は担任から不登校という形でひきこもったのと同様に、私からセラピーの中断という形でひきこもる可能性が高いと考えたことです。もうひとつは、不登校状態の持続が、現実問題として彼女の人生にネガティブな影響を与える可能性について考慮したことです。私は、彼女に説明し同意を取った上で、担任および高校の管理者と話し合いの場を持ちました。そして、彼女のこころのあり方と現状について説明しました。担任と管理者は理解を示し、担任は彼女と一定の距離を置くことになりました。また、対処が必要なことが高校で生じた場合は、その都度私に相談するという設定を決めました。担任が一定の距離を置くようになり、彼女は高校に通学することが可能となりました。彼女は、私のマネージメントに感謝したようでしたが、このことを通じて私との情緒的距離が接近しました。すると、今度は担任が見守る良い対象となり、私が侵入的悪い対象となっていきました。この転移状況の変転は、急激なものではなく、徐々に生じたため、セラピーの中断という事態には至らず、心理療法的に扱うことができました。このプロセスにはふたつの意味があります。ひとつは、マネージメントを通して彼女の現実状況が安定することで、心理療法に核心的素材を持ち込める状況が整ったということです。もうひとつは、私のマネージメント自体が、転移状況を理解した上での行為ですので、行為を通しての解釈として機能したということです。これらを通して、私との関係の中に本質的な転移が収納されていったのです。

最後に、解離性同一性障害を持つ思春期女子の事例です。

ある局面で、彼女は私と情緒的に接近することへのアンビバレンスを語り始めました。彼女は、私に対する不信感を語りつつ、セラピストの交代を要求しました。私は、私への依存的感情や依存することへの不安を解釈しましたが、彼女は鼻で笑うのが常でした。やがて、彼女ははっきりしない理由で面接をキャンセルすることが多くなりました。面接に来たとしても、焦燥感を態度では顕にしますが、ほとんど何も語らなくなりました。面接室の外では、解離性遁走により行方不明になったり、自傷行為を行ったり、行動化が激しさを増していきました。彼女は私に隠しごとがある様子で、秘密の存在をほのめかすのですが、はっきりとは語りませんでした。私は、その秘密を私と情緒的に接近することへのアンビバレンスと関連付けて取り上げましたが、彼女は秘密を持つことの転移性の文脈を否定し続けました。あるとき、彼女の周辺から、彼女がある中年男性と不倫関係を持っていることが知らされました。私は、外から持ち込まれた情報ですが、この事態を見過ごすことは心理療法的ではないと判断し、このことを彼女に告げ、私への転移感情の行動化として解釈しました。彼女は不倫の事実自体を否定しました。私の解釈はまったく有効に機能していないようでした。さらに、私は現実的要請から不倫関係について具体的マネージメントを取る必要に迫られました。そのマネージメントを行った直後の面接で、彼女は「先生に裏切られた」と大暴れをして、私に暴力を振るいました。私は、その日の面接の中止を告げ、彼女を面接室の外に放り出しました。その後の面接でも、彼女は不倫の事実を否定し続けましたが、ある面接で不倫をしている人格とは別の交代人格が登場し、私にその不倫関係をやめさせて欲しいと頼みました。それから不倫をしている人格に交代したので、私は、不倫関係を持つことそれ自体よりも、その意味をセラピーの中で共に見ていくことができなくなっている事態について話し合うことが必要であると彼女に伝えました。すると、彼女はほっとしたように不倫関係を認め、「先生に言えないことが苦しかった」と語り、面接の雰囲気はリラックスしたものになりました。しかし、この一連のプロセスは、私との情緒的接近に関する彼女の不安を刺激したようで、この面接の直後に彼女は解離性遁走を起こし、私との距離を取るという行動に及びました。そして、私はさらなるマネージメントを行いました。このようなプロセスを経ながら、彼女のこころは成長し、行動化傾向は徐々に影を潜めるようになり、ことばによる心理療法が可能となっていきました。

彼女は、この時点ではことばによる連想を通して素材を十分に面接室の中に持ち込むことができなかったようです。私のことばによる解釈もほとんど有効に機能しませんでした。私の行った一連のマネージメントは転移状況に対する行為による解釈という側面もありますが、それよりも、セラピー状況を抱えるという意味合いが大きかったと言えます。彼女の行動化傾向は、彼女のこころの未成熟も関与していますが、彼女が私との関係の中で退行しているという側面もあります。私は、この時点の彼女の退行を抱えることが、この先の彼女の成長につながると考えていました。退行を抱えることも心理療法の重要な機能です。その意味で、この事例におけるマネージメントは、ことばによる心理療法の準備段階を整えるという意味合いと、退行を抱えるという心理療法のエッセンスを併せ持っていました。

5　そして次の段階へ

思春期の精神分析的心理療法の初期は、マネージメントが中心となります。これは、この時期に、ことばによる心理療法が可能となる素地を作るという意味合いもありますが、マネージメント自体が本質的に心理療法的意味合いを有しているということでもあります。それゆえ、この段階は、決して心理療法の前段階ではなく、初期段階であるということを強調しておきたいと思います。そして、セラピストと患者がセラピーの初期を生き残ると、中期、つまり、言葉による心理療法が中心となる段階に入っていきます。

第六章　心理療法の中期

心理療法の中期は、思春期のセラピーでも、大人のセラピーでも本質的には変わりありません。セラピストは基本的に受動的な姿勢を保ちます。すると、患者は、セラピーの中に自らのこころの無意識的な部分を持ち込みます。それを通してある転移状況が生成するでしょう。この転移状況はすぐに気がつけるものではなく、通常ひそやかに発展します。セラピストは、まず、転移が発展することを妨げず、転移状況を十分に味わいましょう。理解したいというセラピストの欲望や性急な解釈は、転移の自然な流れを妨げるかもしれません。セラピストは理解したいという欲望を控え、転移状況を体験することに専心するとよいでしょう。すると、セラピストはその転移状況に喚起され、こころが動かされ、逆転移が生起します。そして、セラピストは、こころの動き、あるいは、何らかの行動を通して、逆転移の存在を触知します。さらにセラピストは、その逆転移をめぐりさまざまに想いをめぐらせます。それらのもの想いを基に、転移状況に関する理解を紡ぎます。

理解は直観的に生じる場合もあります。その場合は、直観として生じた理解をある種の逆転移として捉え、その事態を吟味します。患者が持ち込んだ素材が豊かなものであれば、いくつかの解釈が思いつかれるでしょう。それぞれについて想いをめぐらせるとよいでしょう。解釈とは、生成した転移状況をことばにより分節化する行為です。生起している出来事のすべてを分節化することはできません。言語化できないものも当然あります。分節化とは、分節化されないものを除外してしまいかねない行為です。セラピストは、分節化することにより除外されたかもしれない事柄についても、想いをめぐらせた方がよいと思います。

セラピストのこころの中に転移状況に関する理解が醸成されたら、それをどのタイミングで解釈として伝えるかということが問題となります。セラピストがいかに正しい解釈にたどり着いたとしても、それが適切なタイミングで患者に伝えられなければ、その解釈は有効なものとなりません。しかし、解釈を伝える適切なタイミングとはいかなるものなのでしょう？　この事柄に関しては、精神分析の文献の中でさまざまに言われています。私は、セラピストはそのような理屈よりも、感覚に頼ってよいと思っています。その理由はいくつかあります。ひとつは、セラピストの人間としての限界です。適切なタイミングというのを、解釈をする前に決定することはできないということです。たまたまその解釈が有効であったとき、後からその解釈のタイミングは適切であったと判断できるだけであり、何らかの基準や、セラピストの考えに則り、あらかじめ適切なタイミングを決定できるものではありません。セラピストが正しい解釈を、自分が適切と思うタイミングで患者に伝えたとしても、そのほとんどはそれほど患者のこころに作用しません。私たちは、適切なタイミングをつかもうとするべきですが、それを達成することは期待しない方がよいでしょう。ときにたまたま適切なタイミングが訪れるという幸運があるだけです。しかし、行き当たりばったりに解釈をするというのは臨床的姿勢ではありません。ここにふたつ目の理由があります。

セラピストは、適切なタイミングを知ろうとします。そして、適切なタイミングと感じたときに解釈を患者に伝えます。その解釈が患者のこころに作用しなかったとき、そのことをめぐりまた転移状況について想いを馳せることができます。このことが可能となるためには、セラピストは適切なタイミングを知ろうとする必要があります。行き当たりばったりに解釈をしていると、この作業はできません。セラピストは自分が適切なタイミングと思ったこと、患者が解釈により喚起されなかったこと、などについて想いをめぐらせ、転移状況についての理解を深めることができます。解釈は、患者のこころのあり方をセラピストが言い当てる行為ではありません。解釈は、患者の内的な自由を促進し、転移状況の進展を助け、一層の理解の深まりを目指す営みです。

思春期のセラピーの中期は大人のセラピーと本質的に変わりはないと言いましたが、もちろん、素材は思春期的な色合いが濃いものであったり、思春期固有のものである場合もあります。セラピーに持ち込まれた素材を十分に体験し、その素材は主としてことばによる解釈で扱われることになるということは大人のセラピーと共通していますが、思春期の成長を援助するという姿勢に基づき、実際の介入を決定していく必要があります。要するに、思春期の心理療法においては中期こそが中核的部分をなしており、セラピストは患者が思春期にあるということを十分配慮した上で、大人のセラピーと同様の姿勢で素材を扱うことになります。

この章では、比較的詳細な事例を提示して、そのプロセスを検討したいと思います。そのことを通して、読者のみなさんに思春期のセラピーの中期について実感していただくとともに、前述の事柄についての理解を深めたいと思います。

1　ケースの概要

患者は一流進学校に通う女子高校生です。

彼女の訴えは、同級生が「すごくしょうもない人に見え、しゃべることに興味がもてなくなった」というものでした。そのため、彼女は学校における対人関係からひきこもり、教室に居づらくなり、不登校気味となっていました。登校は保健室登校をときどきする程度で、定期試験を受けることにより単位は取得できていました。

症状としては不眠もあり、眠れないことで焦燥感が強まると、それを軽減するためにリストカットを行っていました。初回面接においては，つい最近行ったらしき生々しい自傷行為の痕が，前腕から上腕にかけて多数認められました。傷痕を見ると，相当深く切っていました。

彼女は，私のところに辿り着く前に，二カ所の精神科クリニックをそれぞれ半年間外来通院していました。そこの主治医と「合わない」ということで，私が当時勤めていた病院の外来を訪れたのでした。

初回面接において，彼女はほとんど表情を変えずに病歴を語りました。語り口調は，感情を込めず淡々としたものであり，内容は事実のみで簡潔でした。このとき，私は彼女の治療への動機づけについて尋ねました。彼女は「今の自分がどういう状態か教えて欲しい」と語りました。私は数回のアセスメント面接を提案しました。彼女はそれを受け入れました。

アセスメント面接で以下のような情報を得ました。彼女には数歳年上の姉がおり，彼女が通っている高校の卒業生でした。姉は，高校時代に異性関係で問題を起こし，家族の中では，姉と両親が毎日のように言い争いをしていました。当時の家族状況は非常に混乱したものでした。姉は，その後家出をし，かなり荒れた生活を送っているようでした。この一連の出来事の中で，それまで優等生であった彼女は，前述のような問題を呈するようになりました。

彼女が語る病歴や生活史は，理路整然としていましたが，情緒的彩りがまったくない客観的叙述に終始していました。姉のことについても，他人事のように語りました。私は，姉や姉が引き起した事態に関する彼女の気持ちを尋ねましたが、彼女は「別に」とそっけなく答えるのみでした。また、両親との関係も情緒的に疎遠なようでした。両親はややスキゾイド的な人たちのようであり、姉は境界性パーソナリティを有しているようでした。

私は、彼女が面接に持ち込んだ素材から、スキゾイド・パーソナリティないし、スキゾイド的心性が中核にある精神病理を有していると評価しました。また、アセスメント面接を通して、彼女には無意識的動機づけがあると判断しました。私は精神分析的心理療法の適応と判断しました。まずは、いくつかのマネージメントを実践しました。親（主として母親）に対しては、当初は定期的な面接を、その後はオンデマンドで面接を提供しました。当時の病院の体制から、親面接も私自身が担当しました。彼女に対しては、自傷行為などに対する限界設定を確認しました。その上で、私は彼女に対して、週一回五〇分の精神分析的心理療法を提案しました。彼女は同意しました。

2　心理療法過程

心理療法が始まると、彼女は面接のほとんどの時間を沈黙に費やすようになりました。面接の間にあった出来事を話すことも稀にありましたが、そのようなとき、彼女は感情を交えずに事実を簡潔に話すだけでした。その出来事に対する連想を促したり、その際の情緒について尋ねても、彼女は「別に」と素っ気なく答えるだけでした。彼女は、ときに夢を報告しましたが、それは彼女の連想内容と同じく、日常的な出来事が淡々と展開する情緒的彩りがない寒々とした内容でした。それでも、彼女は面接をキャンセルすることも、遅刻することもほとんどありませんでした。しかし、私は面接の中で彼女と情緒的に交流しているという実感が持てず、彼女にとって私は部屋の家具のような無生物として体験されているのではないだろうかと空想していました。そして、面接の時間だけが虚しく過ぎ、私が面接の終了を告げると、彼女はさっと立ち上がり、一言の挨拶もなくドアを開けて出て行きました。私は、面接の中ではとりつくしまのない感じ、面接の後には取り残された感じを味わっていました。この間、現実面では、姉が家出から戻って来ました。そして家族の中での混乱が再開していました。彼女は、両親の勧めもあり、その混乱を避けるために、ひとり暮らしをするようになりました。

初回面接から二カ月が過ぎ去ったときのある面接で、彼女はある記憶を想起しました。それは、かつて姉が家出をした際に、母親が家に残された姉の持ち物をすべて捨てるというエピソードがあり、彼女もそれを手伝ったという記憶でした。彼女は、物を捨てる快感について少し連想しました。私は、その光景自体は寒々としたものでありましたが、彼女の内面に触れたように感じました。

翌回の面接で、彼女はいつものように日常の出来事を客観的に、しかも簡潔に連想した後に、長い沈黙に入りました。しばらく沈黙を受け入れた後に、私は彼女に、沈黙の中で何を考えていたのかを尋ねました。すると、彼女は、今しがた語ったことを頭の中で数字に置き換える行為に耽っていたと答えました。さらに、この行為は前回の面接直後から生じ、自分ではコントロールできないと語りました。私は、前回の面接の中の出来事がこの強迫行為に関与していると考えました。彼女は前回の面接で、私との情緒的交流をわずかながら体験しました。彼女はほんのわずかとはいえ、その交流に脅威を覚え、強迫行為を用いて喚起された不安を防衛したのでしょう。当初、彼女はこの強迫行為に苦痛を感じていましたが、すぐに「慣れたから気にならなくなった」と言うようになりました。

四カ月経ったころのある面接で、彼女は、先日、ひとりで冬の海を見に行ったことを報告しました。語られた内容はいつものように客観的事実であり、簡潔に語ると彼女は長い沈黙に入りました。そのとき、寒い冬の荒れた海の前にひとり佇んでいる彼女の姿が、まるで実際に見たかのごとくの鮮やかさで私の目に浮かびました。その情景は寒々しく荒涼としたものであり、私は彼女の深い孤独を感じました。ひとりで海を眺めている彼女のイメージと、目の前で沈黙している彼女のイメージが重なりました。私は、自分の中に生成したイメージを伝え、彼女の孤独に触れました。すると、彼女は、「先生は私の言ったことを頭の中でイメージしているのだろうなと思った。私は何も考えないで、先生はイメージを作って、それでいいと思う」と語りました。彼女は、想いをめぐらせたり、考えたりする機能それ自体を私の中に排出しているようでした。また、このころのある面接で、私は、心理療法開始以来、彼女がまったく自傷行為を行っていないことに気がつきました。私がそのことに触れると、彼女は「先生がしないように言ったから」と素っ気なく答えました。このことも考える機能の排出と理解してもよさそうです。この時期、私は、すべてのものを排出し、捨て去る彼女のこころのあり方にある種の痛々しさを感じるようになっていました。また、一切の介入を彼女が拒絶し、無効にしているように感じ、私の中に彼女を傷つけているのではないかという罪悪感と、セラピストとして機能できていないという無力感が積み重なっていきました。このような逆転移感情は、投影同一化を媒介にして私の中に生起したものであろうと頭では理解していました。しかし、彼女が思春期の若者であるということもあり、一方で、「そっとしておいてあげたい」や「見守っていたい」という気持ちが生じ、一方で、「セラピストとして機能すべきだ」や「介入すべきだ」という考えが生じており、身動きが取れなくなっていました。

　半年ほど経ったころの面接で、私は彼女に対して、やや性急に前述の投影同一化に関する理解を伝えました。その解釈に対して、彼女は困ったような表情をし、否定も肯定もせず沈黙を守りました。翌回において、彼女は何事もなかったかのように、いつもと同じ雰囲気で沈黙していました。私は前回の面接がどのように体験されたか尋ねましたが、彼女は例によって「別に」と素っ気なく答えました。私は彼女の否認を支持したいという気持ちと、それは心理療法的ではないという気持ちに引き裂かれつつ、このアンビバレンスこそが、交流を求めつつも、交流することを恐れている彼女のジレンマの投影物であると感じました。私はこの理解を解釈によって彼女に伝えました。彼女はほとんど表情を変えませんでしたし、特別な反応もありませんでしたが、私には彼女が傷ついたように思えました。彼女は、私の解釈に傷つき、一層私からひきこもってしまったようでした。私は、自分の解釈が強引であり、侵入的であったように思え、解釈を悔やむ気持ちを持ちました。しかし、このようなアンビバレンスやそれによって喚起された情緒を抱えることが心理療法的であるとも感じていました。私は彼女に、一方で解釈により彼女を傷つけてしまった罪悪感があり、一方で解釈をすることで彼女の役に立つことができるという想いがあるという内容を、ひとりごとのようにつぶやきました。さらに、私は、このような内容を話し合うこと自体が彼女には苦痛に感じられるかもしれないと伝えました。すると、彼女は「でも、他に話すべきことがあるのですか？」と言い、リラックスした雰囲気で沈黙しました。この沈黙は、これまでの空虚で寒々としたものと異なり、ゆとりを内包した豊かな沈黙でした。

この後の面接においても、彼女は相変わらず沈黙がちでした。しかし、連想内容は豊かとは言えませんでしたが、やや生き生きとしたものとなっていきました。夢の内容も現実的で生気のない日常生活的なものから、冒険する夢など、動きがあるものになっていきました。彼女の行動範囲も広がりを見せ、友人と遊びに行く機会も増えました。このころ、彼女はよくプールに泳ぎに行っていました。このことは、彼女がある種の退行を享受できるようになったことを示していると思われました。

す。

そして、彼女は高校を卒業し、大学に進学しました。高校の卒業式では、彼女は感動して涙を流したようです。その語り口は、以前とは異なり、感情がこもっていました。彼女は、大学入学後も心理療法の継続を希望しました。

大学入学後、新しい友人もでき、彼女は充実した楽しい大学生活を送っているようでした。一方、このころになると姉も落ち着きを見せ、家族関係も安定してきました。彼女の連想からは、他者と意味のある関係を築くことができているようでした。また、面接の中でも、以前の乏しい表情から、年齢相応の微笑みを浮かべるようになりました。

そして、彼女の申し出により、夏休み前に心理療法を終結することにしました。最後の面接では、彼女は友達から「行動派」と思われているという内容が語られました。そして、面接が終了し面接室を出ていくとき、彼女は初めて「さようなら」と私に別れの挨拶をしました。

3　考　察

事例について、初回面接から終結までの経過を記述しました。初期のマネージメントは前の章で、終結の問題に関しては後の章で論じていますので、ここでは触れないでおきます。この章では、心理療法の中期に関してのみ説明したいと思います。

まず、彼女の病理について少し考えてみましょう。彼女が面接の場面で使用した防衛は、主としてスキゾイド的なものでした。よそよそしい沈黙や強迫行為などを用いて、彼女は私との情緒的交流を遮断したり、なかったことにしました。彼女は家族と情緒的に疎遠で、友人関係も表面的でした。恋人がいた時期もありましたが、求められて交際しただけであり、すぐに別れています。これらのことを考え合わせると、彼女がスキゾイド的心性を有していることは明らかでしょう。

しかし、病歴から、スキゾイド的あり方が顕在化したのが姉の問題が生じた後であることや、心理療法の経過が比較的穏やかであり割合に短い期間で一定の成果を収めたことを考慮すると、彼女はスキゾイド的特徴がパーソナリティの中で組織化され、固定化している大人のスキゾイド・パーソナリティとは異なると思われます。彼女の生活史、家族状況、そして、心理療法において得られた素材から、彼女がスキゾイド的傾向を発展させた道筋を検討してみましょう。

彼女の家族は、父親、母親、姉が纏綿《てんめん》状態となっており、その状況から彼女は排除されていました。心理療法開始後、姉が家出から戻った時に、家族の混乱から彼女を保護するという名目のもと、彼女はひとり暮らしをすることになりました。このことも一見、彼女のためという名目になっていますが、両親と姉の纏綿状態からの排除という文脈もありそうです。姉は境界性パーソナリティを有しているようであり、問題行動により両親を振り回すことで纏綿状態を創出しました。これは、情緒的に疎遠な両親への姉なりの対処だったのでしょう。一方、彼女は、両親のあり方を取り入れ、スキゾイド的傾向を発展させたのだと思います。また、彼女は、姉を自分の生活やこころの中に土足で踏み込んでくる存在として体験していました。彼女にとって、交流を持つということは、姉のように情緒を行動により吐き出し家族の中に纏綿状態を創り出すことでした。そのような身動きできない状況を回避するためには、それ以前に疎遠ですが安定した関係を持っていた両親との関係に由来するスキゾイド的防衛を用い、家族状況からひきこもる他なかったのでしょう。つまり、彼女は、固定化したスキゾイド・パーソナリティを持つというよりは、混乱した家族状況への反応としてスキゾイド的傾向を発展させたと考えられます。その代償として、彼女は高校において不適応に陥りました。

彼女のスキゾイド的あり方は、このような家族背景に由来するものではありますが、それだけではなく、彼女が思春期の若者であったということも関与していると思われます。思春期の若者は、そもそも親や大人に対して葛藤的であり、そのような葛藤を喚起する関係からひきこもる傾向があります。むろん、一方で彼女の姉のごとく、行動で情緒をまき散らす方向に進む若者もいます。思春期心性はボーダーライン心性との関係で論じられることが多いのですが、私は、スキゾイド的心性もまた思春期心性と深い関係があると考えています。思春期は、ボーダーライン的でもあり、スキゾイド的でもあるということです。彼女は、一見、物静かで理知的な雰囲気を持っており、面接や生活の中でもスキゾイド的あり方が優勢でしたが、私のところに来るまではかなり激しい自傷行為をおこなっていました。彼女の中にもボーダーライン心性があるのでしょう。

まとめると、彼女のスキゾイド的あり方は、家族関係に由来するものであると共に、思春期心性とも関係しているということになります。

アンビバレンスを抱えること

さて、このような理解に基づき、この事例の心理療法プロセスを見てみましょう。このセラピーの山場は私が彼女の投影同一化を扱った局面です。私は、彼女が思春期患者であるということもあり、「見守ってあげたい」という気持ちと、「介入すべきだ」という考えのアンビバレンスを体験しました。私は、すでに思春期患者の精神分析的心理療法においては、むやみに解釈をすべきではないと述べています。状況によっては、解釈を控え、見守ることも大切です。しかし、見守っているだけでは、セラピストの責任を放棄することになります。セラピストは、それが必要だと思われるときに見守り、それが必要だと思われるときに解釈をするべきです。しかし、セラピストの能力には固有の限界があり、いつも適切に判断できるわけではありません。より正確に言えば、セラピストはほとんどいつも適切な判断を下すことができません。常に適切な判断をすることができないということは現実ですが、適切な判断を下すべく努力することは私たち臨床家の責務です。端的に言って、私たちにできることは最大限の努力をするということだけです。

そして、大切なのは、セラピストが見守るのか介入するのかを決める前に、十分にアンビバレンスを抱えることです。このアンビバレンスは思春期患者が自ら抱えるのに困難を感じているものです。思春期患者の成長とは、このアンビバレンスを抱えることができるようになることです。それゆえに、セラピストが、見守るか介入するのかというアンビバレンスを抱えきれずに、すぐにどちらかに決めてしまうようでは、思春期患者のこころの発達を阻害してしまいます。セラピストがセラピーの中でそのアンビバレンスをいったん抱えることを通して、思春期患者もまたそのアンビバレンスを抱えることができるようになるのです。

アンビバレンスを十分に抱えた後に、セラピストは何らかの臨床判断をしなければなりません。しかし、先ほど述べましたように、その判断は不適切であることが往々にしてあります。彼女の事例における私の最初の解釈もそうでした。しかし、私はそれでよいと思っています。私たち臨床家にとって大切なのは、理想を追い求めることではなく、リアルに考え、臨床実践を行っていくことです。私たちが誤りを犯したとしても、そのことを認識し、その意味を考え、それを基にセラピー状況の理解を深めていけばそれでよいと考えます。

彼女の事例ではこのようなセラピーが役に立ったようです。私たち心理臨床家は、面接の場で何かを体験し、行動に移る前にしばしそれを抱え、その意味について想いをめぐらせ、その後何らかの臨床判断に基づき行動し（あるいは、見守り）、さらにはその行動が及ぼした影響をまた考える、ということを繰り返し実践してゆくのです。もちろん、この臨床姿勢は大人のセラピーでも、子どものセラピーでも同じです。思春期の場合は、この臨床姿勢に立脚し、思春期心性や思春期の発達援助といった視点を加味することが大切です。

さて、次はいよいよ終盤です。思春期患者のセラピーの後期、そして終結について考えてみたいと思います。

第七章　心理療法の後期と終結

心理療法のこの時期は、大人のセラピーと異なる要素がいくつかあり、考慮に入れておく必要があります。また、思春期のセラピーの後期に関しては、終結の問題と切り離すことができませんので、この章でまとめて取り扱いたいと思います。

1　心理療法の後期に何が起こるのか

思春期のセラピーの初期は、患者の安定化とことばによる心理療法の準備段階を整える段階であり、技法としてはマネージメントが中心となると説明しました。マネージメントはことばによる心理療法の準備段階を整えると述べましたが、それは単なる準備段階ではありません。マネージメントはそれ自体が心理療法的機能を有しており、この時期も本質的には心理療法を実践しているのです。また、マネージメントには患者が持ち込んだ素材に対する行為による解釈という側面がありま す。そして、中期においては、ことばによる通常の心理療法が中心となります。この時期において、患者の無意識的なこころのあり方が転移状況の中に、凝集した形で濃厚に立ち現われ、解釈を通じて心理療法的に扱われることになります。つまり、セラピーの中心的作業が進展します。患者の無意識的なこころのあり方が多少なりとも変容し、思春期の患者は成長の道筋に乗っていきます。さて、セラピーの中心的作業が進展した後、後期において何が起こるのでしょうか？　大人のセラピーであれば、中期で扱われた素材が繰り返し現れ、それが心理療法的に扱われることを通して、こころの変容が確かなものとなっていくことになります。しかし、思春期のセラピーの場合は、この過程を飛ばして終結に向かってしまう場合が多々あります。このような経過を辿るにはいくつかの理由があります。

終結に至る理由

ひとつは、中期における作業が一段落したことで、セラピーへの抵抗が高まるという理由です。思春期の若者は大人に対して依存と自立のアンビバレンスを抱えています。中期における作業が一段落して、彼らは成長の道筋に乗り、以前よりこころのゆとりを得ることになります。すなわち、当面の問題、苦痛、不安、葛藤などは軽減することになります。すると、あらためてセラピストへの依存と自立という思春期的テーマが前景に表れます。また、同時にセラピーを自分のこころへの侵入として体験し、不安や反発を覚えるようになります。つまり、セラピーへの動機づけが下がると、そもそもの思春期心性が、セラピーへの抵抗として立ち現われて来るようになるということです。すると、思春期の患者は、性急にセラピーを終結しようとします。終結を申し出る場合もありますが、突然、来なくなることもあります。

もうひとつは、思春期の若者には大人と比べて意義深いパーソナルな出会いの機会が格段に多いという理由です。セラピーへの動機づけが下がっているときに、重要な出会いがあると、セラピーの優先度は当然のことながら相当下がります。

さらには、思春期の若者にとって、自立や別れは発達過程でもあります。彼らは親から心理的にも社会的にも自立していくわけですし、小学校・中学校・高等学校を卒業し、教師や同級生や先輩・後輩との別れを経験します。彼らがセラピストから自立し、セラピーを卒業することは自然なことです。もちろん、セラピーは学校とは異なりますが、それはセラピストの思いであって、彼らにとってはそれほど違いがない場合もあります。実際のところ、教師にしても、セラピストにしても、相手が思春期の若者であれば、その目的は発達援助と共通しています。

要するに、思春期のセラピーにおける後期とは、雪崩を打って終結に向かう段階であると言えそうです。それは、精神分析的観点からは抵抗ですが、思春期の発達という観点からは自然なことです。

さて、私たちは、このような局面をいかに心理療法的に扱えばよいのでしょうか？　その問いに対する私なりの答えを記述する前に、もう少し立ち止まり、心理療法における終結の問題について考えてみましょう。

2　精神分析的心理療法の終結をめぐって

そもそも精神分析的心理療法の終結とはどのような事態を意味しているのでしょう。これは案外難しい問題です。たとえば、行動療法の立場からすれば、問題行動や不適応行動が適応的行動に変容すれば終結となるでしょう。しかし、精神分析的心理療法の目的は、問題行動や症状の消失にありません。

それでは、精神分析的心理療法の目的とは何なのでしょう？　この問題は、本書においてすでに述べていますが、ここでは本章のテーマにそって、少し異なる観点から論じます。精神分析的心理療法は精神分析の心理療法への応用です。それゆえ、まず精神分析の目的について考えてみましょう。精神分析の目的とは、精神分析をすることそれ自体です。言い換えれば、被分析者に精神分析的体験を与えることが精神分析の目的です。この目的を認めるならば、精神分析は必然的に終わりなきものとなります。すると、精神分析の終結は、精神分析の内側からではなく、外側からもたらされることになります。精神分析は内的必然から終結に至るのではなく、外的現実によって終結となるわけです。すなわち、精神分析においては、すべての終結は中断であり、逆にすべての中断は終結と言ってもよいと思います。より正確に言えば、中断と終結という区別自体が無意味であるということになります。

一方、精神分析の心理療法への応用である精神分析的心理療法の目的は何なのでしょう？　これについては諸説あります。精神分析と精神分析的心理療法の目的をはっきり区別する立場から、連続性があるとする立場までさまざまです。

この本の読者たる初心のセラピストは、精神分析的心理療法の目的という問題に関しては、成書を参照しても混乱するだけでしょう。さまざまな精神分析臨床家が、自分の信念を勝手に述べています。それぞれが相当に相異なる場合も稀ではありません。それゆえ、読者のみなさんは、自分の臨床観、人生観に照らし合わせて、目的を設定すればそれでよいと思います。

おそらく臨床上問題となるのは、目的をどのように設定するかということではなく、目的を達成することにより精神分析的心理療法が終結に至るというフィクションを払拭することでしょう。精神分析的心理療法は、セラピストと患者のふたりの出会いから別れまでを精神分析的に体験する臨床実践です。セラピストの仕事は、そのプロセスを十分に味わい、それについて想いをめぐらせ、必要な介入を行い、精神分析的体験を促進することです。目的を達成するという功利主義的観点は、このような営みを阻害しかねません。ふたりの関係はいつか終わります。私たちは、目標に向かって一直線に進むのではなく、あちこちふらふらさまよいながら経験を積み重ねます。そしてどこかの時点で終わりが来ます。そもそも、心理療法のプロセスをコントロールすることはできません。心理療法の主体は、セラピストでないことは言うまでもありませんが、患者でもありません。心理療法の主体は心理療法それ自体です。そのプロセスは、セラピストにも患者にもコントロールすることはできません。そのプロセスは、出会いと共に始まり、自発的に展開し、いつか終わります。セラピストや患者にできることは、始まりと終わりを決めることぐらいです。これは結婚と似ています。結婚は、目的を達成するためにするものでもなく、目的を達成したから終わるものでもありません。そのプロセスは当事者ふたりの意思や努力だけで平穏無事なコースを辿るというわけにはいかず、それなりに波乱万丈です。セラピーも同様です。

しかし、思春期の患者の精神分析的心理療法に関してはまた別の観点が必要です。すでに述べていますが、思春期のセラピーとは、患者のこころの発達を促すものであるべきです。それゆえ、思春期のセラピーの目的は発達援助ということになります。つまり、思春期の患者の発達が軌道に乗れば、セラピーは終わりとしてもよいでしょう。しかし、思春期患者のこころの発達をどこまで見届けたら終結としてよいかという問題は一筋縄にはいきません。次項でこの問題について考えてみましょう。

3　思春期のセラピーにおける終結

先ほど、思春期のセラピーにおける後期とは、雪崩を打って終結に向かう段階であり、その流れはセラピーの抵抗であると共に、思春期の発達という観点からは自然なことでもあると言いました。思春期の患者は、セラピーの中期にこころの作業が進展すると、再び抵抗が強まります。そして、やや性急に終結を申し出ることが少なからずあります。私が前章で挙げた事例もその一例です。大人のセラピーであれば、この局面では抵抗や転移状況を扱うことになるでしょう。具体的にはそのような抵抗、あるいは転移状況を解釈することになります。そして、それを通してセラピーは一層進展することでしょう。

しかし、思春期の患者の場合には、この局面で抵抗や転移状況を扱わず、彼らの終結の意思を受け入れるという臨床判断もあり得ます。つまり、抵抗や転移状況を解釈を通じて扱うか、それをせずに見守るかという選択があるということです。これは、思春期のセラピーの目的が発達援助であるという考えに基づいています。セラピストが解釈を通じて、こころのあり方を扱った方が発達促進的なのか、解釈を控えて見守った方が発達促進的なのかを判断することは難しいのですが、当のセラピストが判断するしかありません。その判断はしばしば逆転移に絡め取られたものであるので、適切ではないかもしれません。しかし、それでよいと思います。逆転移に絡め取られていなくても、この局面で常に正しい判断ができる人はいません。セラピストは、逆転移のあり方も含めて、よく考えた上で何らかの判断を下せばよいのです。それがよくない結果をもたらしたとしても、それは結果論であり、私たちにできることは最大限努力することだけです。そして、セラピストはその結果に、取れる範囲で責任を持てばいいだけです。

セラピストの直観

さて、この局面で、セラピストが見守るということは、心理療法の終結を受け入れるということです。その判断の根拠となるのは、発達援助という思春期セラピーの目的を考慮に入れると、思春期患者のこころの発達が軌道に乗ったというセラピストの認識です。しかし、発達が軌道に乗ったということをどのような素材から判断すればよいのでしょうか？　ここで、現実的指標を挙げることも可能かもしれません。しかし、精神分析的心理療法は外的現実ではなく、心的現実を扱う心理療法です。それゆえ、現実的事柄を指標とするのはその成り立ちから言って問題があります。結局、その判断はセラピストの直観によるしかないのです。思春期患者の動機づけのアセスメントの際にも、セラピストの直観と言いました。思春期のセラピーでは、始めるときと終わるときに、判断が直観に委ねられることになります。もちろん、このことは、ただ直観に頼ればそれでよいという意味ではありません。前述したように、直観とはある種の逆転移です。その逆転移を内省することによって、この局面で何が起こっているかを理解しようとするのです。そして、その意味を内省し、思春期患者のこころの発達が軌道に乗ったと判断すれば、解釈をせずに、患者の終結の申し出を受け入れてもよいと思います。むろん、場合によっては、解釈をした上で、終結の申し出を受け入れるという選択肢もあります。解釈をした上で、セラピーの継続を勧めてもよいと思います。

　また、この局面で、思春期患者が終結の申し出もせずに、突然中断となる場合もあります。この場合も、セラピストは転移状況と思春期のこころの発達というふたつの観点から想いをめぐらせ、そのまま中断を受け入れ終結とするか、何らかの形で患者に連絡を入れるかを決めることになります。

4　終結の実際

　前章で挙げた事例については、終結にあたり、私は特別な解釈などはしていません。私は、彼女が発達の軌道に乗ったと判断し、ただ終結の申し出を受け入れました。この章では、異なる対応をした事例を挙げてみましょう。

事例は、解離性障害を持つ女子高校生です。

彼女のこころのあり方はスキゾイド的でした。彼女と両親の関係は情緒的に疎遠であり、彼女は自立した良い子であったようです。彼女のセラピーはそれなりの成果をあげていましたが、私は十分であるとは思っていませんでした。セラピーの状況としては、彼女は私に対して依存的になりつつあり、情緒的交流は濃密になっていました。この局面で、彼女は唐突に終結の申し出をしました。私と彼女の情緒的交流が濃密になってきたことで、彼女のスキゾイド的心性が刺激され、不安が高まっているのだろうと私は理解しました。一方で、私は、彼女が依存から自立というプロセスを経験することの重要性について想いを馳せました。彼女は、情緒的に疎遠な両親との間であまり依存を経験できていませんでした。彼女の自立したあり方は、依存から自立という発達的プロセスではなく、幼少期から、そうせざるを得なかったゆえのものでした。私は、終結の申し出に彼女の健康的な部分が表れているとは思いましたが、抵抗や転移の占める割合の大きさに注目しました。そこで私は、彼女に私の理解を解釈として伝えることにしました。その上で、彼女の終結の申し出を受け入れました。彼女はほっとしたようでした。

第三部　思春期の心理療法に臨んだ後に

第八章　フォローアップ

フォローアップは精神分析の世界では評判がよくありません。多くの精神分析臨床家はフォローアップをしない方がよいと言っています。フォローアップをしない方がよいとする臨床家には、それぞれの精神分析観に基づき、種々の理由があるようです。それはそれで正当なものであると私は思います。私自身は、大人のセラピーにおいては患者にフォローアップを勧めることにしています。その理由は後述します。しかし、思春期のセラピーに関しては、私はフォローアップをしない方がよいのではないかと考えています。本章では、思春期の心理療法のフォローアップに関する私の考えを説明したいと思います。

1　私のフォローアップ観

私は、大人のセラピーであれば、フォローアップをしてもよいのではないかと思っています。それにはいくつかの理由があります。ひとつは、精神分析的関係もひとつの人間関係であり、縁であると私は考えているからです。精神分析的関係も人生の一部です。たまたま出会い、関係が濃くなったり、薄くなったりして、最後には別れが訪れます。多くの精神分析臨床家は、フォローアップをしないことでその別れを際立たせようとしているのだと思います。私は、人生の道筋はコントロールできるようなものではないと思っています。出会いも別れもコントロールできません。出会いは偶然であり、それは明確なある一点です。一方、別れは偶然もあれば、お互いの意思が関与する場合もあり、どちらかの死という明確なある一点が存在する場合もあれば、思い起こすとご無沙汰だったみたいな曖昧な別れもあります。精神分析的心理療法は結婚と似ています。契約によりふたりの関係が始まるのですが、契約という社会的関係を超えて、激しい情緒の嵐を体験し、最後には、どちらかの死、ないし、離婚で契約が解除されます。フォローアップを行わないというあり方は、離婚後は顔を合わせないと決めるのと似ています。もちろん、そのようにしてもよいと思いますが、離婚後にも何らかの関係を築く元夫婦もいないわけではないので、私は人工的にもはやこれまでとする必要を感じません。もちろん、離婚すればもう夫婦ではないのと同様に、セラピーが終われば、セラピストと元患者はセラピー関係ではありません。離婚した元夫婦を友人同士と呼ぶのが難しいように、元セラピストと元患者は友人同士ではありません。要するに、元は濃密な関係があったけれど、現在は友人よりずっと遠い顔見知り程度の関係です。元セラピストと元患者はそのような微妙な関係です。そのような微妙な関係を嫌う臨床家は、フォローアップをしたくないでしょう。しかし、現実の対人関係はたいていその意味が明瞭ではなく曖昧です。精神分析的心理療法の関係は夫婦関係と同様にその責任は社会的に明瞭です。セラピーの契約が解除された後の関係は曖昧ですが、現実的関係です。さきほど述べたように、私は精神分析的関係もひとつの現実的な人間関係であり、縁であると考えています。それゆえ、フォローアップは必須であるとまでは考えていませんが、セラピー終結後の関係については自然な流れに委ねたいと思っています。

セラピーの死

さらに、フォローアップに関して、より臨床的な別の考えもあります。私は、セラピーの終結期にセラピーの振り返りを患者に促すことをしません。セラピーの中では、たとえ終結期であっても、最後のセッションの終了の時間まで、契約に基づき、患者が持ち込んだ素材を精神分析的に扱うだけです。また、私は精神分析的心理療法の終結は、ひとつの死であると考えています。何かが死につつあるとき、その死について想いをめぐらせ、こころを整理することは困難です。人が死んだ後、葬式に始まり、一定の時間に沿って故人の死を悼む儀式が存在するのは、人の死を受けいれるためには、個人差があるとはいえ、それなりの時間と機会が必要であるという事実に基づいているのでしょう。患者とセラピストが精神分析的心理療法の死を悼み、それを受け入れていくために、私はフォローアップを利用しています。故人の死を悼む儀式において、必ずしも故人の話題が中心となるとは限らないように、フォローアップでも近況報告が中心となり、セラピーの振り返りが生じない場合もありますが、たとえ言語的に表出されなくとも、何らかの機会が提供されれば、セラピーの死は徐々に受け入れられていくものです。

このような考えに立ち、私は大人の患者にはフォローアップ面接を勧めています。フォローアップをするという私の姿勢に私の個人的逆転移があるとする人もいるでしょうが、それを言うなら、フォローアップをしないという姿勢にもその臨床家の個人的逆転移が存在します。フォローアップは転移の解消の妨げになる、あるいは、転移が切迫する事態となることを危惧する臨床家もいるでしょう。しかし、私は転移が解消するという事態を信じていません。そして、私が長期的にフォローアップをしている元患者で転移が切迫し、さまざまな問題が生じたケースを経験していません。もちろん、フォローアップを希望しない患者もいますし、フォローアップは通常年に一回程度しか行いませんので、フォローアップ面接の約束をしていても、患者が面接の場に現れない場合もあります。それはそれでよいと思います。それも人生です。
以上は大人の患者の場合です。思春期の場合はまた異なる観点があります。

2　思春期患者のフォローアップ

私は、思春期患者にはフォローアップ面接を勧めていません。むろん、本人が希望すればフォローアップを行いますが、こちらから勧めることはしません。思春期のセラピーの目的はこころの発達の促進です。思春期の患者とのセラピーの終結は、ひとつの死であるというより、自立や卒業であると私は考えています。子どもが成長するとそれまで何よりも大切であったおもちゃが不要になるように、思春期の患者にとってセラピーが不要になり、それが顧みられなくなるという事態は自然です。もちろん、患者がときにセラピストのことを思い出すこともあるでしょう。それはそれで意味のあることだと思います。まったくセラピストのことを思い出さずに人生を送ることもあるでしょう。それはそれで現実です。思い出さないということは、それなりに充実した生活を送っているということかもしれませんし、あるいは、それどころではないほど大変な生活を送っているのかもしれません。いずれにせよセラピストのことを思い出さないのはその必要がないからです。思春期の患者にとってセラピストは学校における教師と似ています。教師との関係は、同級生や先輩後輩との関係と異なり、卒業してしまうと程度の差はあれ疎遠になります。そして、思春期の若者は大人になり、教師のことをあまり思い出さなくなるでしょう。在学中、教師はそれなりの重要度を持っていた大人ですが、卒業と同時にその重要度は格段に低下します。心理療法の中では、思春期患者にとってセラピストは非常に重要な存在です。しかし、セラピーが終われば、その重要性は教師同様著しく低下します。

思春期の患者にとって、セラピーの終結はセラピーの死ではなく、自らの出立のときです。それは悼むべきものではなく、喜びと不安の混じり合った出来事でしょう。躓いたり、不安が大きくなったら、再びセラピストの許を訪れてもよいでしょうが、自分の力で人生を歩むことも大切です。私たち臨床家は、思春期の若者の出立を、こころの中で少々心配しながらも、祝福してもよいと思います。そして、便りがないのは無事の証拠と思うことにしましょう。

第九章　ひとつのケース

ここで今までの説明をまとめるかわりに、ひとつのケースを紹介したいと思います。そのプロセスを追っていくことで、今までの説明をより実感を持って理解してもらえたらと思います。事例は第一章で少し触れた境界性パーソナリティを持つ女子高校生です。このケースでは、患者の行動化が激しく、その対処、すなわち、マネージメントに苦慮しました。思春期患者のセラピーの大変さを思い知らされたケースです。入院というマネージメントを用いているために、臨床心理士のみなさんには応用がききにくいと思いますが、少なくともこのケースは読者のみなさんのこころを喚起するでしょう。

1　事例の概要

事例は境界性パーソナリティを持つ女子高校生です。

彼女の主訴は「過食を止めたい」というものでした。経過は以下の通りです。彼女は、高校に入学した後、やせた体型の同級生に憧れを持ち、ダイエットを始めました。相当過激なダイエットをしたため、体重は二〇キログラム台まで減少しました。そのため無月経になり婦人科を受診しました。婦人科的な問題ではないということで、摂食障害を専門的に扱っている精神科クリニックを紹介されました。そのクリニックでは認知行動療法を受けていました。

やがて拒食は過食に転じ、嘔吐や下剤乱用も出現しました。それと共に母親への暴力や自傷行為が始まり、ある精神科病院の閉鎖病棟に入院することになりました。入院中には、窃盗、暴力、自傷など逸脱行為が頻繁に認められ、保護室使用になることが多く、結局入院二カ月ほどで半ば強制的に退院となりました。退院した日から症状が極度に悪化し、間もなく別の精神科病院に入院することになりました。以後、外来治療では、過食嘔吐、母親への暴力、自傷行為、万引き、援助交際などの逸脱行為が繰り返され精神科病院に強制的に入院となるのですが、入院治療では、過食嘔吐、スタッフや他患への暴力、自傷行為、他患の持ち物の窃盗、入院中の男性患者との性交渉などの行動化がやはり繰り返され、結局一－二カ月で強制的に退院させられるというサイクルを一年間繰り返しました。そして、入院した全ての精神科病院で再入院が拒否されるという事態になりました。

そして、ある精神科クリニックから入院目的で紹介され、彼女は私が当時勤めていた精神科病院を訪れ、私が主治医となりました。初回面接では、彼女はふて腐れたような態度でしたが、家にいるのは苦痛のようで、入院には積極的でした。私は、彼女の現状を危機介入が必要な状況と判断し、破壊的な行動化を抑制するための入院治療の適応と考えました。そして、入院の目的を彼女自身がある程度自分の行動をコントロールできるようになることとして、彼女と共有しました。この時点では、精神分析的心理療法の適応か否かは、入院中のさらなるアセスメントを通じて判断するつもりでした。少なくとも当面は、マネージメントと支持的心理療法を中心とする方針でした。

本人の生活史や家族の背景については、ケースワーカーが聴取しました。彼女が生後四カ月のときに、母親は病気になり数カ月間彼女を施設に預けました。幼児期より母親の目に付くところでの突拍子もない行動が目立ったといいます。例えば母親の眼前で踏切が下がる時に彼女はダッシュし渡ろうとしました。母親の意に沿わない行動が多く、母親は彼女と合わないと感じてきたといいます。彼女は、小学校高学年のときにいじめにあったのですが、これも母親によると本人の衝動的な行為が原因であるとのことでした。中学では運動部に入り、熱心に活動し特別な問題は生じませんでした。しかし高校入学の際、そのスポーツで挫折を経験しました。

家族の背景は次のようです。父親は仕事中心で家庭のことを顧みず不在がちでした。父親は普段はまじめなのですが、接待などでアルコールが入ると暴れて家の物を壊したり、家人に暴力を振るったりしました。ただし、自宅で自分から飲酒することは全くありませんでした。母親は専業主婦であり、ある新興宗教を信仰し、その活動で家を空けることが多かったといいます。

2　経　過

以下四回の入院治療を中心に経過を述べたいと思います。四回の入院とも心理療法面接は週三回三〇分という構造で行いました。いずれの入院においても、設定された治療目標は彼女自身が自分の行動をある程度コントロールできるようになることといった、現実的で、かつ評価しやすいものでした。ただし、初回の入院はアセスメントも目的となっています。また、逸脱行為に対する限界設定として保護室の使用の可能性については入院時に伝えています。なお薬物療法に関しては、強い焦燥感を訴えていましたので、抗精神病薬を中心に使用しました。治療経過を理解するためには、入院治療の環境について若干の説明が必要でしょう。この当時、私は常時一〇人前後の境界性パーソナリティ障害、摂食障害、解離性障害など困難な患者の入院治療に携わっていました。担当の全入院患者数は五〇人前後であり、外来においても一般外来の傍ら相当数の構造化された心理療法を行っていました。病院の体制としてA‐Tスプリットを実践することは不可能でした。そのため、彼女の事例をはじめ、困難な患者の入院治療においては、構造化された心理療法を行ってはいましたが、薬物療法やマネージメントをする主治医としての機能を分担することはしませんでした。私は、一回の面接の中で、主治医としての機能と心理療法家としての機能を同時に果たそうとしました。薬物療法やマネージメントが患者の転移の受け皿になることを意識し、ときにそのような転移を心理療法的に取り扱いました。むろん、薬物療法やマネージメントを一種の心理療法的介入として行うよう心掛けました。また、困難な患者が多数入院している状況から、必然的にチームアプローチの徹底が要請されました。具体的には、定期的に病棟カンファレンスを開催し、病棟スタッフと患者の病理や治療経過についての理解を共有しました。また、カンファレンスの中で、設定された治療目標の妥当性やその達成度を随時評価しました。危機的状況が出現したときには臨時のカンファレンスを開き、対応を協議しました。その際、現実的対処だけではなく、危機に直面しているスタッフの間に、いかなる情緒が生成しているかを話し合い、それをもとに患者の情緒や病理に関する理解を深め、共有するように心掛けました。また、病棟におけるマネージメントばかりではなく、親面接も私自身が患者の同意を取った上で定期的に行っていました。こちらも、危機的状況が生起した場合は、臨時の親面接を行いました。

一回目の入院

一回目の入院は閉鎖の女子急性期病棟でした。当初彼女は私に陽性感情を向け，雰囲気は軽躁的で多弁でした。また，彼女は「今までの先生はみな私の病気をお母さんのせいにして，お母さんを怒った。私がやせたいからこうなったのに」としみじみと話したかと思うと，次の瞬間，激しい怒りを滲ませて自分の病気の原因は母親で，その母親が憎いと吐き捨てるように語りました。このことは母親に対して相反する感情が存在しているのですが，彼女はそれをアンビバレンスとしては保持できず，良い母親像と悪い母親像に分割していることを示していると思われます。入院して一カ月間は，病棟生活においては衝動のコントロールは良好でした。

このような軽躁的な時期が一カ月程続き，私と彼女の治療関係が接近してくると，彼女は一転して抑うつ的になり，面接でも沈黙がちになっていきました。彼女が僅かに話すことは「自分はいらない子」や「死にたい」ということぐらいでした。この時期より，病棟で窃盗事件が頻発しました。彼女の行為であると思われましたが，確証はありませんでした。同時に彼女は自傷行為を行うようになりました。自傷行為は火の付いた煙草を自分の手の甲に押し当てるというもので，さらにその結果できた水泡を掻きむしり，手の甲は凄惨な状態になっていました。自傷行為に関しても彼女は故意ではなく事故であると言い張りました。

あるとき，彼女の逸脱行為に対して，私は入院後初めて保護室を使用しました。そのときから彼女は強烈な陰性感情を私に向けるようになり、面接では罵詈雑言を浴びせ、時に私に向かって暴力を振るうようになりました。面接で今‐ここでの介入が通じ、情緒が通い合い、穏やかな時間を共有できるときもありましたが、そのような面接の後には必ず何らかの逸脱行為が生じました。また、面会に来る母親にも激しい暴力を振るいました。私は本人には限界設定を確認し、一貫した態度でマネージメントを行い、両親には彼女の病状と治療の見通しを伝えつつ、彼女に対する態度についての助言を与えました。一方、病棟では定期的にカンファレンスを開き、彼女についての理解を看護スタッフと共有するように努めました。しかし、逸脱行動は止まらず、同じことが繰り返されていきました。病棟は徐々に疲弊し、両親は絶望的になっていきました。私は病棟および両親に、私たちがここであきらめたら今までの入院体験の繰り返しになること、おそらくここが勝負所であることを伝えました。しかし、彼女の私に対する不信感は強まり、彼女は「ここでの治療は役にたたない」と言い、退院や転院を要求するようになりました。

そのような状況の中、明らかに彼女が行ったとわかる状況で彼女は窃盗を行いました。私はそれを彼女に直面化しましたが、それでも彼女は認めませんでした。しかし私は契約違反を告げ、保護室を使用しました。また状況を説明するため両親に翌日来院するように伝えました。一方、病棟スタッフに対しては、臨時の病棟カンファレンスを開き、私、および、スタッフが今体験している情緒について話し合いました。彼女に対する陰性感情を語るスタッフもいましたが、彼女の逸脱行為をある種の甘えとして理解するスタッフもいました。私たちは彼女の分割された自己イメージを実感し、理解を共有しました。翌日、彼女はやはり自分がしたと認めず、私に悪態をつき、退院や転院を求めました。私は彼女が故意に自分がしたことが明らかな状況を作り、私を試しているのだろうと理解しました。そして、私は彼女に〈あなたの治療で一番大切なのは、あなたに正直にしてもらうことです。正直にしてくれたら私はあなたの治療で役立つことができます〉と伝えました。すると彼女は「先生もっと規則を厳しくして下さい。また人の物を盗んでしまった」と盗みなどの逸脱行為を涙ながらに初めて認めました。そして私への依存感情を表出しました。その直後の両親面接で、私は現状を説明し、〈本人は叱って欲しくてこのような逸脱行為をしているのだろう〉という理解を伝えました。すると母親は生後四カ月のころに彼女を施設に預けたことを想起し、その後の突拍子もない行動は自分の気を引くためのものだったのだろうと感情を込めて語りました。一方、父親は「まだ子どもなんですね」と涙ぐみながら語りました。この後、彼女は落ち着きを取り戻し、問題行動はなくなりました。数回外泊を繰り返し、彼女は「強制退院ではない退院は初めてのこと。ここに入院して良かった」と語り退院しました。一回目の入院期間は四カ月間でした。

私は、この入院を通して、彼女の病理やこころの混乱は相当深刻であると評価しました。しかし、私は彼女が激しい行動化の裏で援助を求めていると直観しました。そこに彼女の希望があると評価しました。また、治療への反応性もあると考えました。私は、彼女の病理の重篤度を考え、マネージメントを十分にしつつ、精神分析的心理療法を行うことにしました。外来における心理療法面接は週二回四五分という設定にしました。退院後まもなく、彼女は抑うつ的になり、激しい過食嘔吐、アルコール乱用が出現しました。面接では沈黙がちで、わずかに訴えることは希死念慮だけでした。行動のコントロールがきかなくなってきており、家族の疲労も強まってきたので、外来に移行して一カ月ほどで再入院となりました。

二回目の入院

この間、病棟が改築され、病棟機能が変更されていました。そのため、今回は開放の男女混合病棟に入院となりました。入院後ほどなく退行傾向が認められるようになりました。入院二週間ほどからさまざまな破壊的行動化が生じました。その都度、私が限界設定を確認すると、そのときは、彼女は素直に受け入れました。そして過食から一転して拒食に転じました。私は拒食に関して、限界設定というセラピストからのコントロールに対する拒絶として数回解釈しましたが、彼女はぴんとこない様子を見せるか、怒り狂って否定するかでした。一方で、行動化はその激しさを増していき、他の患者に対して悪質ないたずらを行ったり、持ち物を盗んだりするのですが、彼女は自分の関与を否定しました。病棟カンファレンスで彼女の病理や治療状況についての理解は共有されたのですが、スタッフは開放という設定では彼女を抱えることが困難という意見に傾きました。私自身もより厳しい行動制限が必要と考え、入院一カ月で閉鎖の女子慢性期病棟への転棟を決め、限界設定を再設定しました。彼女はしぶしぶそれを受け入れました。

転棟後、彼女は更に退行し、面接の中では軽躁状態から抑うつ状態まで劇的に何度も変化し、連想は断片的でついていくのが困難でした。私に対しても極度に依存的になったかと思うと、急に罵詈雑言を浴びせたりしました。また、転棟にまつわる怒りや恨みを面接室の中で吐き出しました。私は一貫した態度で、行動化に対して限界設定を確認しつつ、面接を維持し続けました。そして、扱える素材は転移解釈で扱っていきました。すると、彼女は徐々に落ち着きを取り戻し、入院期間四カ月で退院となりました。

外来における心理療法面接は、前回のこともあり、当面週三回四五分という構造にしました。しかし、退院してまもなく激しい自傷行為が出現し、体中傷だらけとなりました。家族への暴力や暴言もあり、一カ月で再入院となりました。今回は最初から閉鎖の女子慢性期病棟としました。

三回目の入院

入院当初、面接では抑うつ的で、Ａは泣きながら「死にたい」と言ったり、「助けてください」とすがりついてきました。前回の入院同様に、一回の面接の中でも軽躁から抑うつまでの気分変動を見せ、また頻繁に退院要求をするかと思うと、「一生入院します」と言ったりしました。私への態度も恋愛性転移から極度の陰性転移まで、一回の面接の中でころころ変化しました。

入院二カ月ほどして、またしても窃盗が始まりました。そしてタバコを手に押し付けるという自傷行為が出現しました。彼女は窃盗を否定し、自傷行為は故意ではなく事故と言い張りました。彼女の行動化はエスカレートし、病棟の弱い患者、慢性の統合失調症患者や精神発達遅滞の患者を恐喝し金品を巻き上げたり、そのような患者を脅かし自傷をさせるといった悪質な行為が出現しました。保護室も数回使用しましたが、解除になるとまた同じことが行われました。このころの病棟カンファレンスは重苦しい雰囲気で、スタッフの彼女への怒りや絶望が渦巻いていました。そして、カンファレンスでの議論をもとに、私は退院による治療の仕切り直しを決断しました。

面接の中で、私は、このままでは入院治療を維持することが困難であることを彼女に伝えました。すると、彼女は激しい怒りを見せ、「先生もお手上げですか。先生も見捨てますか。もうこの病院には来ません」と言って、面接室を飛び出しました。他の入院患者を守るため、もはや彼女をこの病棟に置いておくことはできませんでした。しかし、他の病棟を使用することも不可能でした。私の取れる手段は退院以外なくなりました。万策尽きたようでした。ここに至り、私は「どうにもできない」という激しい無力感と彼女への怒りを感じ、そして彼女の病理の深さと自分の治療者としての能力に絶望しました。そして翌日の退院を決めました。

退院の日の最後の面接の直前まで、私は自分が体験している絶望について思いをめぐらせていました。彼女とのセラピーにおいて私が感じた無力感や怒りはもともと彼女が持っていたもので投影同一化を介して私の中に投げ込んできたものであろうという理解は最初の入院時から持っていました。しかし、今体験している絶望はセラピーが始まって以来最も大きなものでした。そして、私はこれほどの絶望を彼女は私に伝えたかったのだろうと理解しました。この絶望こそが彼女がずっと苦しんできたものであり、彼女はそれを私の中に排出したのでしょう。彼女には、絶望という苦痛に対処する方法がそれ以外なかったのです。それは確かに排出ですが、この絶望を私に何とかしてもらいたいという彼女の希望の表れでもあると私は思いました。

しかし、退行している彼女にこの理解を解釈として伝えたとしても、彼女は排出した絶望を無理矢理押し戻されたと感じるか、あるいは絶望というところで私との万能的一体感を体験している彼女には、分離の強要と体験されるだろうと考えました。つまり、今の彼女は私の解釈を利用できないと思ったのです。

この局面で、私は結局のところどうしたのでしょう？　私は、セラピストとして彼女の絶望を体験しても生き残っていること、そして、この局面には彼女の希望もあるということを私が理解していることを示す必要があると考えました。私は彼女に希望の存在を伝えることにしました。正確に言うと、それ以外、私にできることはありませんでした。私の理解と対応は当日朝の病棟カンファレンスでスタッフに伝えられました。退院の準備が整い、外来の診察室で行われた面接の中で、私は彼女に対して、入院の継続はできないが、私は彼女の回復への希望を失っておらず、外来においては心理療法を継続することを提案しました。彼女は外来通院を拒否しました。しかし、面接終了後、診察室を出て行く際に、彼女は「先生やさしいね」と私に抱きつき、そして去っていきました。

四回目の入院と別れ

退院後一カ月ほどして彼女は私の外来を再び訪れ、外来治療が再開されました。設定は週二回四五分でした。気分変動が認められましたが、逸脱行為は以前よりその頻度と激しさを減じており、面接では落ち着いた雰囲気でした。しかし、このころ私の転勤が決まりました。彼女は私との別れについて言語的に触れることができず、過食嘔吐と自傷行為という行動化によって、私との別れにより刺激された絶望を排出しました。行動のコントロールを取り戻すことといういつもの目標に加えて、私との別れを情緒的に体験することを目標として設定した入院治療が必要であると判断しました。しかし、前回の入院治療の経緯があり、通常の入院は困難な状況でした。そこで今回の入院は退院までの間、終始保護室を使用するという相当厳しい行動制限を行うことにしました。さらに、私の転勤までの時間を考慮し、期間は一カ月間とあらかじめ期限を設定しました。

入院当初は、断片化した激しい感情を私にぶつけるだけで、彼女の退行は一層深まりました。また、彼女は私と結婚すると言い、私との別れを否認しました。私は一貫して私との別れをめぐる不安、苦痛、さみしさ、そして絶望という情緒に解釈を通じて触れていきました。すると入院二週間ほどで、彼女は退行からの前進を始めました。私との別れについて情緒を込め語ることができるようになりました。雰囲気も柔らかくなり、年齢相応の潑溂とした感じもでてきました。そして、予定通り、一カ月間が経ったところで退院となりました。退院に際して、彼女は落ち着いた雰囲気で、「先生、お世話になりました」と挨拶しました。

その後、終結までの一カ月間、彼女に過食嘔吐、自傷行為などの問題行動は認められませんでした。私との現実的別れに直面し、やや抑うつ的でありましたが、抑うつを行動によって排出することなく自らのこころで抱えているようでした。そして、彼女の治療は後任の精神科医に託されることになりました。彼女の病理は重く、その後も入退院を繰り返しているようです。入院の度、治療者および病棟が彼女を何とか抱えることに成功すると改善して退院となるということが繰り返されていると聞いています。そのサイクルを繰り返しながら彼女は徐々に成長しているとのことです。

私との治療が終結して三カ月後、私は彼女からの手紙を受け取りました。そこには私への感謝の気持ち、および、現在の主治医と治療に取り組んでいる様子が記されていました。その手紙の文面は現実的希望を感じ取れるものでした。

絶望と希望

この事例の心理療法プロセスについて詳しく説明することは控えることにして、エッセンスのみをかいつまんで説明したいと思います。彼女はこころの中にある深い絶望を抱え切れずに、行動を通して周囲にまき散らしていました。彼女の大規模な投影同一化に絡めとられ病棟スタッフも両親も絶望しました。そして、私自身も絶望を体験しました。私は絶望の極みにいたとき、自分の体験している絶望こそが彼女が自らのこころの中で抱えきれずに周囲に排泄しているものだろうと理解しました。彼女はその絶望を私の中に排泄し、それを私に処理して欲しかったのでしょう。一見破壊的な行為の中に彼女の希望があったのです。要するに、私が絶望を体験すること自体にこのセラピーの希望があったのです。

このケースに関しては、主として入院という設定を用いていますので、臨床心理士の読者のみなさんにはややとっつきにくい感覚があるかもしれません。しかし、読者のみなさんがこのケースに触れて、こころが喚起され、さまざまに想いをめぐらせたのであれば、このケースを提示した目的は十分果たされたことになります。

ケースを文章化すること

私たちは、ときに終結したケースに想いを馳せることがあります。私たちが終結したケースの心理療法プロセスをまとめ、それを文章にすることはとても大切な臨床的行為です。可能であれば、それを公表して第三者の視点を導入したいものです。公表できない諸事情があるとしても、文章化すべきです。それはセラピストの喪の作業であると共に、その経験を次に活かすための臨床的営為でもあります。

第四部　補遺

第十章　思春期の心理療法に向いている臨床家

この章は、ここまでの章以上に極私的見解を含んでいます。独り言のようなものですので、読者のみなさんは真に受ける必要はありません。精神分析的心理療法は科学的証拠と縁遠い世界です。それゆえ、いかに中立性と言ったところで、セラピストの臨床観や人生観の影響を避けることはできません。大切なことは、中立性の名の下に、誰か他の人の臨床観や人生観を取り入れ、それに則り、自分の頭を使わずに臨床することで事足れりとすることなく、自らの臨床観と人生観を見つめ直し、それが自分の臨床にいかなる影響を与えているかについて想いをめぐらせることです。本章が、読者のみなさんにとってそのようなもの想いをする契機となることができたら幸いです。

1　思春期のセラピーに向いているセラピスト

どのようなセラピストが思春期のセラピーに向いているのでしょうか？　基本は、思春期的病理や感性を自らの内部に保持しつつも、大人として機能できる臨床家です。大人のセラピーも子どものセラピーも、セラピストが十分な大人であることが大切です。大人も子どもも大人と関係を持つことにそれほど大きな葛藤を持っていません。しかし、思春期の若者は大人と関係を持つことに葛藤やアンビバレンスを持つ場合が多いと言えます。思春期の患者は偽物や偽善に敏感です。彼らは、思春期的病理や感性を十分に持ち合わせていないにもかかわらず、物分かりがよさそうにふるまうセラピストと関係を持ちたいと思わないでしょう。子どももまた敏感ですが、本人が来たくなくても親が連れて来ます。大人はそれなりに物分りがよいですし、大人同士ですので通じ合いやすいということもあり、それなりのセラピーを提供すれば来ます。思春期の若者は、大人ほど物分りがよくなく、嫌となったら来ませんし、親もそれほど強要しません。大人のセラピーに向くセラピストと子どものセラピーの向くセラピストはそれぞれ明瞭に分かれていますが、思春期のセラピーに向く人はそのどちらの性質も併せ持ちつつ、そのどちらとも微妙に異なる感性を有している人です。

第二章で、誰でも思春期の積み残しを持っていると言いましたが、思春期の積み残しがあれば思春期のセラピーができるというわけではありません。積み残しではなく、思春期的病理や感性を色濃く有しているかどうかが問題です。しかし、思春期的病理や感性は年齢と共にすり減っていきます。このような事情もあり、そして、体力の問題もあり、思春期のセラピーにおいては臨床家が若いということは有利な状況です。しかし、若いということは初心のセラピストであることを意味しており、経験が不足していることは否めません。また、実年齢が若いというだけで、思春期的病理や感性をあまり豊かに持っていないセラピストも多数存在します。要は年齢ではありません。その個人が思春期的病理や感性をどれほど有しているかということにかかっています。

ここで述べている思春期的病理や感性とはどのようなものを指しているのでしょう。具体的な例を挙げます。インターネット上で多くの若者が利用している Twitter という情報サービスがあります。そこはつぶやきと呼ばれる一四〇字以内の短文を投稿できるのですが、この Twitter の中で、ある程度の数の見も知らぬ若者のつぶやきを読んでみてください。すると「みんな死ね」だの、「死にたい」だの、「助けて」だの、「ひきこもっている」だの、さまざまなつぶやきが飛び交っている事態を目にすることになります。このようなつぶやきは、良識ある大人であれば、おそらく相当ネガティブな評価を下すような類のものです。読者のみなさんは、このような思春期の病理や感性をまだ持っているでしょうか？　他者を、世界を、自分を憎む気持ちを十分に保持しているでしょうか？　他者を求めつつも、拒否する気持ちを持っているでしょうか？　実際に、他者と密着した関係を持ったり、他者からひきこもったりしているでしょうか？　私たち臨床家が相手にする思春期の患者は、このような気持ちを持て余しており、右往左往している人たちです。

私たちの中に思春期の積み残しや病理がまったくない人はいないと思われますが、それを無意識的に否認している人はたくさんいます。思春期の臨床に向いている臨床家は、それらを自覚できる人です。もちろん、セラピストが自分の思春期の病理に振り回され、思春期的感性で物事を捉え行動していては、臨床実践はできません。このような心性を保持しつつも、大人の臨床家として機能できる人が思春期の患者のセラピーに向いているのです。

2　思春期とサブカルチャー

思春期の若者のすべてが前記のようなネガティブな心性を持て余しているわけではないでしょう。そもそも思春期心性と思春期の病理を区別する必要があります。思春期の病理は思春期心性と無縁ではありませんが、思春期心性自体は正常発達の一部であり、病理的なものではありません。しかし、私たち臨床家が出会う思春期の患者は多かれ少なかれ病理性を有しています。もっとも、特定の臨床現場においては病理性が少ない患者が多いという事態もあり得ます。そして病理性を有する思春期の若者がすべてセラピーの対象かと言われれば、それは違います。

思春期のネガティブな心性を持て余している若者の一部は、サブカルチャーに向います。サブカルチャーの世界に参入している若者の少なくとも一部は、セラピーを受けている患者と重なっています。セラピーを受ける代わりに、サブカルチャーに参入することによって、社会生活を維持している若者もいることでしょう。あるいは、サブカルチャーに救われている若者もいるかもしれません。

サブカルチャーの例として、ある種の音楽を取り上げてみましょう。たとえば、主に思春期女子をテーマとして、「病気」を前面に打ち出している「アーバンギャルド」というバンドがあります。彼らは、おおむねメタフォリカルに、そして、ときにダイレクトに思春期の病理を歌います。彼らの歌は、性、死、自殺、自傷、援助交際、などをテーマとしています。メジャーレーベルから音源を出しているとは言え、現状では、歌詞の内容からして、テレビ画面上に出演することが困難な彼らは、多くの人が知っているバンドではありません。しかし、そのライブに足を運べば、彼らが思春期の病理を有する若者の少なくとも一部に熱狂的に支持されていることがわかるでしょう。私は二〇一二年に、三回彼らのライブに行きましたが、彼らの楽曲が主に、思春期女子をテーマとしたものであるにもかかわらず、ライブ会場には思春期男子や、私のような中年期の男女も少なからず存在しました。思春期女子の病理というテーマは、性別や世代を超えて、ある程度の普遍性を有しているということでしょう。もっとも、彼らは二〇一二年に「さよならサブカルチャー」という曲をリリースしていますので、サブカルチャーで括られるのは本意ではないかもしれません。

そして、さらにダイレクトに思春期の病理を表出し、若者の支持を集めているのが「神聖かまってちゃん」というバンドです。彼らの音楽や発信のあり方の新しさは注目すべきものですが、本書は音楽や文化について論じることを目的としていませんので、ここでは彼ら、というよりヴォーカルの「の子」の詩や言動に注目してみます。彼の詩や言動には、他者への憎しみと自分への絶望が色濃く表出されています。音楽性ももちろんのことですが、おそらく、多くの「神聖かまってちゃん」のファンは、「の子」の詩や言動に魅せられているのだと推測します。しかし、一方で「神聖かまってちゃん」を毛嫌いしている若者、まったく関心を示さない若者も多数存在します。そして、多くの良識ある大人は、彼らのあり方や詩に眉をひそめています。それは彼らが、思春期心性を表出しているのではなく、思春期の病理を表出していることと関係しています。思春期の病理は、親和性があったとしてもそこに魅了が生じるとは限らず、忌避が生じることもあります。思春期の病理はそれに触れる人に激しい情緒を喚起させるようです。かつてのパンクは欲求不満と怒りを社会に向けてぶちまけていました。私自身が思春期真只中のときに、パンクムーブメントが勃興しました。そして、私は、夜な夜なライブハウスに足を運び、聴衆としてですが、その渦中に身を投じました。その頃のパンクは、外側に向かう身体的な暴力性を有していました。一方「神聖かまってちゃん」は、「死ね」とさんざん歌っていますが、身体的な暴力性は外側に向かう以上に、内側に向かっているようです。「の子」の詩や言動はつながりを求めている部分もありますが、対象からひきこもっている部分もあります。インターネットやSNSが一見対象とのつながりを求めているようであっても、本質的には対象からのひきこもりである事態と並行しているようです。Twitterを使用している人は、誰かにメッセージを送っている場合もあるでしょうが、虚空にメッセージを排泄している場合もあるのです。

そして、ひきこもりの気持ちを表現した恐ろしい歌である「ミドリカワ書房」の「大丈夫」があります。「ミドリカワ書房」の詩には歌われている世界への愛があります。彼はひきこもりに対して批判的ではなく、かといって、過剰な思い入れも表出していません。ひきこもりがこのようにさらりと歌われることに、思春期の病理が特殊なものというより、ある程度自然なものであることの一端が表れていると思われます。しかし、一方で、この歌に表現されている世界観に拒否感を覚える人もいるでしょう。思春期の病理は、普遍的にして自然なものでもありますが、ネガティブな感情を激しく喚起する場合もあるようです。

確かに思春期の病理はネガティブな影響をその個人に与える場合もあります。しかし、そこにはその必然性や、発達促進的な面もあります。少なくとも、思春期的な病理を自分の中に認め、そして他者の中にあるものも尊重するという態度は、力動的な観点に立つ臨床家ならば当然の姿勢でしょう。問題行動を適応的行動に変えるべきであるとの実利的な考えを持っている臨床家は認知行動療法に向いています。

思春期のセラピーに向いている臨床家とは、思春期の病理や感性を持ちつつも、大人のセラピストとして機能できる人であると言いました。ここまで述べたようなサブカルチャーに対する関心を抱いている人は、こころの中に思春期の病理を有している人でしょう。その人が、自分の中の思春期の病理を認識した上で、大人のセラピストの役割を果たせるのならば、その人は思春期のセラピーに向いていると考えてよさそうです。もちろん、関心の対象がサブカルチャーである必要性はありません。正統派文化であってもよいと思います。ただ、思春期の病理的心性は、ある程度は普遍的でありますが、ある程度は時代の賜物でもあります。一九世紀の思春期と、二〇世紀の思春期、そして、二一世紀の思春期はそれぞれ異なります。世紀で括るのも大雑把過ぎますね。もっと短いスパンで見ても相当に異なるでしょう。そのような意味で、サブカルチャーであれ、正統派文化であれ、それは現在進行形で、思春期の患者、あるいは、思春期的病理を持つ若者の心性を表している作品である必要があるでしょう。大人や子どものセラピーは人間の普遍的な部分で勝負できそうですが、思春期はそうはいきません。思春期のセラピーに関心がある初心の臨床家は、なぜ思春期に関心があるのかをもう一度見つめ直すとよいと思います。

私は、単に思春期的病理を有する臨床家、あるいは、思春期的病理を表すサブカルチャーに関心がある臨床家が思春期の心理療法に向いていると言いたいわけではありません。思春期の病理を表す文化事象は、一方で熱烈な支持を得るのですが、一方で忌み嫌われることもあります。そのような事態は思春期的病理が喚起する力を強く持っていることから生じています。それは人が思春期の積み残しを基本的に有しているという事実と関係があります。結局のところ、思春期のセラピーに向いている臨床家とは、思春期の病理を有しているがゆえに、そのあり様に敏感に反応できるのですが、その病理からある程度自由になっており、臨床的に思考できる人でありましょう。

第十一章　思春期の心理療法をめぐるいくつかの事柄

思春期のセラピーにおいては、細々とはしていますが、実践上、重要な事項がいくつかあります。思いつくままにいくつか挙げ、考えてみることにしましょう。

1　患者をどのように呼ぶか

まず、患者をどのように呼ぶかという問題あります。これは、患者に対してどのような態度を取るかという事柄と関連があります。これに関しては何が正解ということはありません。ここでは読者のみなさんの考えるヒントとして、私の考えと実践を説明します。みなさんは、それを参考にして、自分の臨床観や人生観に照らして、自分なりに決めてもらえばよいと思います。

私は、思春期の患者を「ちゃん」付けで呼ぶことは絶対にしません。理由はシンプルで、「ちゃん」付けで呼ぶ行為が退行促進的だからです。ときに、思春期の患者を「ちゃん」付けで呼ぶセラピストを目にしますが、その行為はおそらく思春期の患者と、親密で良い関係を築きたいという欲望に由来するものでしょう。そのようなセラピストは、思春期の患者に対して比較的くだけた態度で接するようです。私は、思春期の患者をまるっきり大人扱いして、セラピストが中立的な態度を取ることは思春期のセラピーを難しくすると思っています。しかし、一方で患者を「ちゃん」付けで呼ぶなど、思春期の若者を子ども扱いすることには反対です。確かに、くだけた態度で「ちゃん」付けで呼ぶと、セラピストと患者の間に親密な雰囲気が生成されます。親密な雰囲気の中で、子ども扱いすれば、当然のことながら、たとえ大人であっても退行します。思春期の患者ならなおさらです。思春期の特徴は衝動のコントロールが不良であることです。そのような患者が退行すると、ますます衝動のコントロールは不良となり、行動化が頻出することとなります。思春期の患者に対しては、大人として尊重する態度をベースにしつつ、ほんの少し（さじ加減が難しいのですが）くだけた態度を取ることが大切です。その上で、私は思春期の患者を、ただ「あなた」と呼びます。私が見ているもっとも若い患者でも、中学生なので、私はすべての患者を「あなた」と呼んでいることになります。私は大人に対しても（苗字）「さん」付けで呼ぶことをめったにしません。私は、目の前にいる人間を相手にしているということを強調したいと考えて、基本的に、患者を呼ぶ際にはすべて「あなた」で統一しています。これは私が集団心理療法や家族療法を行っていないこととも関係しています。もっとも、家族面接は積極的に行っていますが、家族ですので、同じ苗字ですから、(苗字)「さん」付けで呼ぶ機会はありません。ちなみに、ときにセラピスト本人を指す一人称で「先生」を使う人がいますが、これも私は好みません。私の使用する一人称は「私」です。私はすべての患者に対して「私」と「あなた」で通しているということになります。

2　親面接

思春期の患者のセラピーにおいて、もうひとつ考えておいた方がよいトピックは親面接です。思春期のセラピーの目的は発達援助であること、そして、思春期の患者は通常親と同居しているという事情を考えると、親への何らかの働きかけは必要不可欠となります。親子同時面接という家族療法的アプローチもあるでしょうが、本書は精神分析的心理療法をベースとしていますので、それには触れません。親子平行面接においては、思春期患者のセラピーを担当するセラピストと親面接を担当するセラピストが別個に存在する設定が理想的でしょう。しかし、現実は、両方を兼ねないといけない局面も多々あります。そのような場合の守秘義務やインフォームドコンセントに関しては、散々言われ尽くしているので、ここでは改めて取り上げることをしません。親面接は、その必要性についての臨床的判断もあるのですが、親自身、そして、思春期の患者自身のニーズに沿うという姿勢も大切でしょう。それは、親や思春期の患者の要求に従うという意味ではありません。それぞれのニーズについて十分に話し合い、その力動的意味合いについて理解した上で、ひとつの臨床行為として、親面接の設定をするということです。もちろん、親面接をしないという選択肢もあります。大切なのは、親面接をすべきか否か、そして、どのようにするべきかという議論ではなく、それぞれのニーズの力動的意味合いについて考えるという姿勢です。その上で、どのような設定を導入するかは、それぞれの臨床家の判断に従って決定すればよいと思います。

また、親面接者と子ども担当セラピストが別個に存在する設定の場合は、それぞれの間の力動についても十分検討する必要があります。思春期の患者や家族の病理が親面接者と子ども担当セラピストの間で現実化する場合があります。そのような状況が生起した際に、それについて自由に発言できる関係性が両者の間にないと、事態は破壊的になる恐れがあります。破壊的にならないまでも、そこで生じている事態について十分に理解することなしには、心理療法の進展は望めません。

ひとりのセラピストが子どものセラピーと親面接を共に行う場合は、セラピストと親の信頼関係という問題が生じます。思春期の患者のセラピーに関しては、行動化は必至なので、親とセラピストの信頼関係は必要不可欠です。親が料金を払っている以上、親がセラピストを信頼しなければ、特に行動化が生じたとき、セラピーの継続は困難です。これは、セラピストが親と仲良くすべきだという意味ではありません。セラピストと親が親密であると、思春期の患者はセラピストと親が結託していると受け取りがちです。それはセラピーにネガティブな影響を及ぼします。セラピストは親に専門家として信頼に足ると思ってもらえればそれで十分です。心理療法プロセスは外部からは窺い知れないものなので、内容の詳細に触れずに、しかし、親が納得する説明を折に触れてする必要があるでしょう。大人であれば、本人の選択でセラピーに来ますので、契約のときに必要な事項について説明すれば、セラピーの継続・終結は患者の自由です。子どものセラピーは、基本的にプレイセラピーなので、それなりの説明を行えば親は納得するでしょう。しかし、思春期のセラピーはそれ自体が曖昧です。しかも、思春期の患者は自分の意思でセラピーを続けることも、中止することもできますが、料金を払うのは親です。思春期の患者自身がセラピーを続けたいと思っても、親が料金を払うことを拒否することでセラピーが中断する場合もあります。したがって、思春期の患者のセラピーの場合は、必要なときに、必要な内容を親に説明する必要性が大人や子どものセラピー以上に高いと言えます。この辺りも、初心のセラピストには難しいことでしょう。マニュアル通りやって済むという問題でもないので、初心のセラピストはわかりやすく、説得力のある説明を心がけるくらいのことしかできないと思います。せめて、普段から自分の臨床行為の意味を言語的に考える習慣を付けておくと、説明の仕方もある程度上達するかもしれません。

3　学校との連携

思春期の患者のセラピーに携わるとき、学校との連携を取る必要性が生じる場合が少なからずあります。そのような場合、連携はただ必要というだけではなく、臨床的に有用でもあります。しかし、学校との連携には、独特の難しさもあります。この項では学校との連携について私の考えを述べたいと思います。

学校との連携という問題を考える際に、セラピストが置かれている立場を考慮に入れる必要があります。基本的にふたつの立場があります。セラピストが学校の内部にいる場合と学校の外部にいる場合です。前者の場合、セラピストはいわゆるスクールカウンセラーの役割を担っています。実際の臨床では、セラピストが置かれている立場により、そこにさまざまな差異があり、それに応じた工夫が必要となります。しかし、本書の性格上、その詳細には触れずに、いかなる立場であったとしても共通する原則的な事柄のみ説明したいと思います。

すでに述べましたように、私は、思春期のセラピーとは、患者のこころの発達を促すものであるべきであると考えています。おそらく、教育の最も基本的な姿勢も、患者を生徒に置き代えるだけで、同じものであると考えてよいでしょう。この観点に立てば、セラピストと教師は同じ方向を向いています。そこにあまり齟齬はありませんので、連携も容易いように思えます。ところが、往々にして精神分析的心理療法と教育の間に葛藤が生じます。それはこの姿勢を基本としつつも、目指すところに差異があるからです。教育の目指すところは社会適応です。教育を専門にする人からは異論もあるでしょうが、少なくとも社会が教育に求めているのは社会適応です。そして、多くの教育の現場はそれに応えようとしています。そのわかりやすい例が近年のキャリア教育です。一方、精神分析的心理療法が目指すところは、内的な自由であったり、その個人がより一層その人らしくなることです。これはしばしば社会適応と反比例しますし、反比例しないまでも社会適応にはあまり役に立ちません。社会適応という考えの中には、社会に適応すること、社会的機能を果たすことがよいことであるという価値判断が含まれています。精神分析的心理療法において最も大切なことはセラピストの中立性です。中立性とは、患者に何らかの価値を押し付けない、あるいは、患者の言動について価値判断しないということです。精神分析臨床家は、患者の不適応を悪いことだと考えませんし、それを社会的に受け入れられるものに変容しようとはしません。教師ならば、生徒の問題行動を指摘し、社会的に受け入れられる行動に変容しようとするでしょう。ここに教育と精神分析的心理療法との間の大きな齟齬が存在します。もちろん、私たちは、セラピーにおいて患者の行動をそのまま受容するというようなことはしません。しかし、セラピストは、それが悪いものだとはせず、その行動の意味を患者と共に考えていきます。思春期の患者は自分のこころの問題を行動（主として問題行動）を通して表現しがちです。教育の現場で教師はその行動の意味を考えつつも、それに対して何らかの対処を迫られる場合が多いでしょう。一方、精神分析臨床家は、対処も必要に応じてすることになりますが、眼目は対処することではなく、それを心理療法的に扱うことに置かれます。セラピストも教師も根本は同じくしていますが、目指すところと、実際の振る舞いというところで微妙な齟齬があるということです。

しかし、齟齬は悪いものなのでしょうか？　よい連携とは齟齬がなく、同じ価値観を懐き、同じ姿勢で、同じ対処をすることなのでしょうか？　私はそうは考えません。

精神分析臨床家も教師も専門職です。ふたつの専門職がひとつのケースに関わる以上、そこには果たすべき役割の違いがあるはずです。専門職同士の連携とは、ある程度の理念を共有して、それぞれの専門性を活かした役割を果たしていくことでしょう。そのためにはお互いの専門性に対する理解と尊重が必要です。専門職同士の連携における関係性に求められるのは、親密さではなく、お互いへの信頼です。連携の基本はこのことに尽きると思います。つまり、私たち心理臨床家は教育の理念や現状について理解するよう努め、一方で、教師に心理臨床の理念や現状について理解してもらうよう説明をしなければなりません。この共有プロセスが連携において最も重要な事柄であると私は考えます。そして、このことが可能になるためには、根底にある価値観が一致する必要があります。それなしには単なる共同作業となってしまい、連携の名に値しません。私の場合は、先ほど述べました姿勢、つまり患者のこころの発達を促すという姿勢が教育の基本姿勢と齟齬がないというところでつながることができます。読者のみなさんも自分の思春期臨床の理念をよく考えてみてください。もしそれがまったく教育の理念と合致するところがなければ、学校との生きた連携は難しいかもしれません。

現実の連携はさまざまな個別の難しさがあり、議論はともすれば技術的なことに偏りがちですが、連携の最も大切な点は、連携の基盤を造る作業です。基盤がそれなりに確固としたものになれば、個々の問題に対する対処はその中から自然と浮かんで来ます。連携の基盤を造ること、その基盤の上で具体的な対処に及ぶことの両者を含めてマネージメントと考えてよいでしょう。マネージメントの意義についてはすでに述べました。マネージメントの中で、思春期の患者にかかわる教師に具体的に動いてもらう局面もあるかもしれません。それが臨床的に意味あるものとなるためには前記のような基盤が必要となるのです。もちろん、困難なケースの場合は、その基盤が揺さぶられる場合もあり、危機的状況が学校現場に生成することもあります。しかし、それは単なる危機ではなく、患者の病理が投影された結果生じている場合もあります。連携の中で、その事態やその意味について話し合うことは臨床的に意味のあることでしょう。そのような見解を取ることができるのは精神分析的観点の大きな利点です。また、精神分析は対人関係の中に個人の無意識的想いが現実化するという考えに基づく臨床実践ですので、学校における集団力動の評価やそれに対する介入などにも有用です。

齟齬がないことがよい連携なのではありません。齟齬があっても、それを相互に理解し、尊重すること、そして、それぞれがある程度の理念を共有し、自分の役割を果たしていくことが連携の本来的なあり方であると私は考えています。

終章　おわりに

　第十章で、思春期の精神分析的心理療法を実践するセラピストは、思春期の病理についての親和性がある方が望ましいと言いました。私自身について考えてみると、自分の中に思春期の病理がいまだに色濃く残っているようです。私は週四回の精神分析を五年七カ月受けました。その割には、こんなものかと思う読者もいるかもしれません。しかし、精神分析を受けたからといって、人間の本質はそれほど大きく変わりません。私自身に関して言えば、精神分析を受けたことで、自己理解が深まり、自分の病理に振り回されることが少なくなったというのが実感です。私は精神分析のおかげでいささかなりともこころのゆとりを獲得したようです。このような分析体験が、私の分析臨床観を形作っています。

　私は、思春期の病理についての親和性を多分に持っていますが、それでも思春期の心理臨床を実践するには、少々歳を取り過ぎたようです。今でも、精神科医としては、それなりの数の思春期患者の診察を行っていますが、精神分析的心理療法は、私の限界という意味での適応をかなり慎重に評価した上で導入しています。やはり、思春期臨床は、若く、そして、意欲があるセラピストこそがチャレンジすべきでしょう。

また、本書を読んでお気づきになられたと思いますが、本書に登場する事例はほとんど思春期女子です。思春期男子の精神分析的心理療法も実践しているのですが、思春期男子の事例は、女子以上に困難なケースが多く、その結果、セラピーはマネージメントに主眼が置かれることになり、心理療法が十分に進展したケースが少ないという事情により、ここではあまり取り上げられていません。この男子と女子の違いが、私の個人的技量の問題なのか、性差に本質的に伴うものなのかはわかりません。しかし、私の実感としては、男子の方がセラピーに対する抵抗が強いということを除いては、セラピーを導入できれば女子と男子のケースにおいて、そのプロセスはそれほど大きな差がないように思われます。ただ、思春期の事例は、大人や子どものセラピー以上に、セラピストの性別が重要な要素を占めるという感覚もありますので、その影響もあるのかもしれません。セラピストの年齢と共に、セラピストの性別の問題も、思春期患者の精神分析的心理療法においては十分に考慮すべき事柄でしょう。

思春期の精神分析的心理療法は大人の精神分析的心理療法よりもさまざまな困難があり難しいと思います。セラピーは確かに難しいのですが、思春期の患者は大人の患者より予後がはるかによいように思われます。思春期のセラピーは苦労に値する臨床実践ですので、初心のセラピストには意欲を持って取り組むことを望んでいます。

参考文献

本書は学術書ではなく、臨床のガイドブックという性質を持っています。それゆえ、本文中にある細かい引用については明示していません。しかし、このことは、本書の性質からくるプラクティカルな問題に留まるわけでもありません。私たちの文章はそもそも引用からなりたっています。それが証拠に、私たちの文章にあることばはそのほとんどが辞書に記載されています。むろん、私たちは新たなことばを創作することもできます。しかし、それにしても以前に存在していたことばを参照することなしには、何らかの意味を持つことはできません。結局、私たちが書く文章はそのすべてが引用の織物なのです。しかも、学術書や学術論文における引用は、一見著者の論旨に反するものであっても、最終的にはそれを補強するのに都合がよいものと相場が決まっています。それゆえ、私は引用を明示することが、自己の正当化を示す以上の意味があるとは思っていません。

また、思春期の臨床に関する学術書は、一昔前に多数出版されましたが、最近はあまり刊行されていません。それと比較すると、子どものセラピーに関する本は驚くほど多数出版されています。一昔前の学術書でも良書はありますが、いかんせん、子どもと比べると思春期の若者は時代の影響を色濃く受けています。時代が違っても、その本質はそれほど変わらないのかもしれませんが、思春期のあり方はずいぶん変化していることも事実です。このような事情もあり、読者のみなさんに勧めることができる思春期の臨床に関する学術書があまりありません。むしろ、思春期というテーマに関しては、社会学や評論の方が役に立つかもしれません。あるいは、思春期をテーマとした小説、映画、ドラマ、マンガ、アニメなどの作品に触れるのもよいでしょう。強いて挙げれば、中井久夫著『「思春期を考える」ことについて』（ちくま学芸文庫）は文庫本ということもあり、気軽に読めるのでお勧めです。心理学分野の有名人が書いた本はあまり面白くないものが多いです。有名人はたいてい高齢だという事実が関係しているのでしょう。やはり年を取ると思春期の病理に対する親和性がすり減ってしまうのだと思うと少し悲しくなります。

本書は精神分析をベースにしたものです。本書を読み、精神分析に関心を持った方は、フロイト、フェレンツィ、メラニー・クライン、ビオン、メルツァー、ウィニコット、バリントの著作を読んでみてもよいでしょう。いずれも翻訳が出ています。しかし、専門用語に馴染みがないと読み進めることはとても難しいでしょう。それでも読もうとする意欲が高い臨床家には、ともかくフロイトを読むことを勧めます。現代精神分析はさまざまな方向性を持ち、その先端同士は出自が同じとは思えないほど主張が異なります。しかし、そのすべての種子はフロイトのテクストの中にあります。精神分析とは、フロイトのテクストと対話し、自分なりの理論を臨床実践を通して創造する営みです。先に挙げたフェレンツィ以下の偉大な精神分析家たちもそうしてきたのです。みなさんもそうすることをお勧めします。

私の前著『実践入門 解離の心理療法』は、本書の読者で私の臨床に関心を持った方に勧めておきます。本書と共通する部分もあるのですが、この本には私の大人のセラピーに関する基本姿勢の一端が描かれています。この本も本書と同様に、できるだけ専門用語を用いずに記述していますので、初心のセラピストには読みやすいのではないでしょうか。

あとがき

前著『実践入門 解離の心理療法』同様、本書を上梓するまでに何人かの人にお世話になりました。前著に引き続き担当していただいた岩崎学術出版社の長谷川純さんにはただ深謝するのみです。本書のアイデアも長谷川さんの示唆に基づくものです。ここまでときに途方に暮れながらも思春期臨床を行ってきた経験をまとめる機会が得られて大変うれしく思います。また、細澤梨澄にも、前著に引き続き、本書の草稿を読んでもらい、初心のセラピストとして、読者を代表して意見を言ってもらいました。彼女の意見をかなり取り入れて本書は完成しました。正直なところ共著と言ってもよいくらいです。本書が初心のセラピストにとって少しでも読みやすいものになっているとすれば、それは彼女のおかげです。また、私の周りにいる若手臨床家も徐々に中堅に差し掛かってきています。彼ら、彼女たちと意見を戦わせることも私の臨床観や臨床をめぐる思索を形作る刺激となっています。この場を借りて感謝したいと思います。本文でも書きましたが、私は思春期患者のフォローアップをあまり行っていません。実際の消息はわからない患者さんが多いのですが、それらの患者さんが充実した人生を送っていることを祈っています。

二〇一三年四月　アイリスを眺めつつ伝えなかったことばを想う

著　者

著者略歴

細澤　仁（ほそざわ　じん）

1963年　栃木県に生まれる

1988年　京都大学文学部哲学科美学美術史学専攻卒業

1995年　神戸大学医学部医学科卒業

2001年　神戸大学 大学院 医学系研究科 助手

2007年　兵庫教育大学 大学院 学校教育研究科 教授

2010年　椙山女学園大学 人間関係学部 教授

2012年　関西国際大学 人間科学部 教授

専　攻　精神医学，精神分析，臨床心理学

現　職　アイリス心理相談室，フェルマータ・メンタルクリニック

著訳書　解離性障害の治療技法（みすず書房），心的外傷の治療技法（みすず書房），精神分析と美（監訳，みすず書房），ナルシシズムの精神分析（共著，岩崎学術出版社），分析家の前意識（共訳，岩崎学術出版社），松木邦裕との対決（編著，岩崎学術出版社），実践入門 解離の心理療法（岩崎学術出版社）

実践入門 思春期の心理療法
―こころの発達を促すために―
ISBN978-4-7533-1058-6

著　者
細澤 仁

2013年4月12日　第1刷発行

印刷　日本ハイコム(株)　／　製本　(株)中條製本工場

発行所　(株)岩崎学術出版社　〒112-0005　東京都文京区水道1-9-2
発行者　村上　学
電話 03(5805)6623　FAX 03(3816)5123